ÉTUDE

SUR LA CRÉATION

D'UN

BUREAU MUNICIPAL D'HYGIÈNE

A LYON

PAR

LE DR L. REVERCHON

LYON

IMPRIMERIE PITRAT AÎNÉ

4, RUE GENTIL, 4

—

1882

ÉTUDE

SUR LA CRÉATION

D'UN

BUREAU MUNICIPAL D'HYGIÈNE

A LYON

LYON. — IMP. PITRAT AINÉ, 4, RUE GENTIL.

ÉTUDE

SUR LA CRÉATION

D'UN

BUREAU MUNICIPAL D'HYGIÈNE

A LYON

PAR

LE DR L. REVERCHON

LYON

IMPRIMERIE PITRAT AÎNÉ

4, RUE GENTIL, 4

1882

AVANT-PROPOS

Le but que je me propose d'atteindre, en exposant
l'organisation d'un Bureau d'hygiène, est simplement
d'attirer l'attention de la municipalité et du public médical
sur une création que je crois utile.

Je diviserai le sujet de cette thèse en trois parties.

Dans un premier chapitre je passerai en revue l'installation des services d'hygiène à l'étranger. J'étudierai
le mécanisme des Bureaux municipaux d'hygiène établis
en France, au Havre, à Nancy, à Bordeaux.

Le fonctionnement du service d'hygiène de la ville
de Lyon sera l'objet du second chapitre.

Le Conseil d'hygiène actuel, la Commission des logements insalubres, la médecine des mœurs, l'inspectorat

des écoles, la commission de vaccine, l'inspectorat des denrées alimentaires, l'inspection des viandes, la création d'un bureau de statistique, d'un obitoire, l'inspection vétérinaire, formeront autant de sous-chapitres qui seront l'objet d'une étude, au triple point de vue de leur création, de leur rôle et des desiderata à remplir.

Je me hâte d'ajouter que je n'ai pu aborder ces diverses questions que d'une façon générale, chacune d'elles méritant une étude longue et approfondie, des discussions sérieuses que ne comporte point ce modeste travail.

Dans un troisième chapitre, je présenterai le plan d'un bureau municipal d'hygiène.

Je ne me dissimule pas l'imperfection de ce travail et le reproche qui me sera certainement adressé d'avoir été incomplet et d'avoir passé sous silence les questions se rattachant aux eaux potables, aux égouts, aux cime-- tières, etc. J'ai dû limiter ce mémoire à un petit nombre de questions, ne pouvant m'occuper de toute l'hygiène d'une ville.

Il importe avant tout, comme le disait si bien M. le docteur Gailleton dans le discours prononcé lors de son installation à la mairie centrale, que la municipalité, se souvenant des droits que lui confèrent les lois de 1789 et 1791, s'efforce de régulariser la situation présente et de remédier à la dissémination des services de la méde- cine publique, en suivant l'exemple donné par plusieurs villes françaises.

Cette question d'hygiène municipale est donc un sujet d'une actualité sans égale, surtout dans une ville sage-

ment démocratique, dont les administrations ont véritablement souci des intérêts du peuple.

Car, si les intérêts moraux sont d'une grande importance, sachons ne pas négliger les intérêts matériels et
nous souvenir du vieil adage : *Mens sana in corpore sano*.

En finissant, j'adresserai mes remerciements les plus
sincères à M. le docteur Gailleton, maire de Lyon, à
M. le docteur Cazeneuve, qui m'a si fortement encouragé
dans le cours de ce travail, et à tous ceux qui ont bien
voulu me donner d'utiles conseils et me prêter le concours de leur science éclairée.

ÉTUDE

SUR LA CRÉATION

D'UN

BUREAU MUNICIPAL D'HYGIÈNE

A LYON

CHAPITRE PREMIER

SERVICES D'HYGIÈNE A L'ÉTRANGER

Conseil national des États-Unis. — J'étudierai succinctement le mécanisme des services d'hygiène à l'étranger. Je commencerai par l'Amérique.

Dans le Nord-Amérique, le Conseil national des États-Unis possède la direction suprême des services sanitaires.

Il a été institué en vertu d'un *act* ayant pour objet de prévenir l'introduction des maladies contagieuses et infectieuses. Il fut approuvé par le Congrès, le 3 mars 1879.

Son fonctionnement, son rôle. — Tous les fonctionnaires de ce Conseil sont médecins et hygiénistes.

Ils ont la surveillance des conseils de santé locaux et

utilisent largement tous les moyens d'instruction, de contrôle et d'action qu'ils jugent nécessaires.

Ces administrations sanitaires jouissent de la faculté de poursuivre directement, devant la justice, les contraventions aux règlements.

BUREAUX DE SANTÉ. — Les grandes villes d'Amérique, Saint-Louis, Boston, Philadelphie, Washington ont organisé, pour leur propre compte, un service d'hygiène publique, qui ressemble beaucoup à ce que nous nommons un Bureau municipal d'hygiène. Tous ces Bureaux sont plus ou moins calqués sur celui de la ville de New-York, le plus complet de tous.

Composition et fonctionnement du Bureau de New-York. — Quatre commissaires, dont trois médecins, nommés par le gouverneur avec la sanction du Sénat, le directeur sanitaire du port de New-York et les quatre commissaires de police de la capitale, composent le conseil du Bureau de santé de cette ville.

Celui-ci choisit son président et nomme, pour la surveillance de l'hygiène publique et l'exécution de ses décisions, un surintendant sanitaire et quinze inspecteurs, dont dix appartiennent à la profession médicale.

Attributions. — Les attributions de ce Conseil s'étendent à tous les objets de l'hygiène publique. Tous les ans, il publie les instructions qui lui paraissent utiles. Une sorte de cahier de charges fait connaître à chaque citoyen les obligations auxquelles il est soumis.

Un corps d'analystes et d'experts doit être prochainement institué pour la constatation des fraudes dans la vente des denrées alimentaires et des boissons (Jules Arnould).

ANGLETERRE. — En Angleterre, l'organisation sanitaire actuelle repose sur deux lois : *Local Government, act*, 1871, et *Public Health, act*, 1872.

Toute localité est attachée à une circonscription sanitaire. Dans toute l'étendue de celle-ci, l'hygiène publique est obligatoire.

Le *local Government* est composé de grands personnages d'une immense capacité, mais n'entendant souvent rien à l'hygiène. Edwin Chadwick qualifie ce service de « bureaucratique de la circonlocution ».

Attributions du local Government Board. — Les attributions du *local Government*, Conseil sanitaire central, embrassent une multitude de questions.

Neuf divisions se partagent cette vaste besogne, savoir : 1° Les pauvres ; 2° les matières juridiques ; 3° les constructions ; 4° le génie civil ; 5° les objets médicaux et l'hygiène publique proprement dite ; 6° la vaccine ; 7° l'industrie ; 8° les eaux de Londres ; 9° la statistique. Les attributions des Conseils sanitaires locaux sont à peu près semblables à celles de nos Conseils d'hygiène.

Seulement ils ont une action immense. N'étant pas, comme les nôtres, purement consultatifs, ils disposent absolument du droit d'initiative et d'intervention et ne sont responsables que vis-à-vis du Conseil supérieur. Leurs décisions sont obligatoires.

Un rouage sanitaire, qui joue un grand rôle dans l'hygiène publique de l'Angleterre, c'est l'institution des chimistes-experts, dont j'aurai lieu de parler lorsque je traiterai la question de la falsification des denrées alimentaires.

ALLEMAGNE. — En Allemagne, l'organisation de l'hygiène publique a le caractère médical; mais elle subit l'énergique centralisation administrative de l'empire.

Office sanitaire impérial allemand. — La création de l'Office sanitaire impérial allemand, embrassant dans ses attributions toutes les questions les plus complexes de l'hygiène, date du 28 novembre 1875.

Composition. — Un directeur, un membre spécialement chargé de la statistique, un médecin hygiéniste, un médecin vétérinaire, un chimiste, directeur du laboratoire, composent ce grand Conseil supérieur de la médecine publique (Wurtz). Toute l'hygiène rentre dans ses attributions.

ITALIE. — *Fonctionnement.* — En Italie, la création d'un Conseil supérieur de santé date de la loi du 20 mars 1865.

Dans le territoire, le préfet a la haute direction des affaires sanitaires. Il fait partie du Conseil sanitaire provincial, qui l'assiste pour une partie de ses attributions. Enfin l'ancienne institution des médecins communaux fournit des moyens incessants d'investigation et permet une prompte exécution de toutes les réformes.

BELGIQUE. — *Mécanisme des services d'hygiène.* — En Belgique, nous trouvons des Commissions provinciales chargées de surveiller tout ce qui intéresse la santé des habitants; des Comités locaux de salubrité, composés de médecins, de chimistes ou pharmaciens, ayant pour but de transmettre l'action gouvernementale aux communes, et enfin le Conseil supérieur d'hygiène du royaume.

Ce dernier est chargé de reporter au gouvernemement l'expression des besoins sanitaires de chaque localité.

Fʀᴀɴᴄᴇ. — *Conseils d'hygiène.* — En France, il faut considérer l'année 1848 comme étant la véritable date de son organisation sanitaire.

Le Comité consultatif d'hygiène publique fut institué le 10 août 1848, sur l'initiative de Thouret, alors ministre de l'agriculture et du commerce. Ce Comité est chargé de l'étude et de l'examen de toutes les questions qui lui sont envoyées par le ministre.

L'organisation des Conseils d'hygiène remonte au 18 décembre 1848. Par ce décret, chaque arrondissement fut doté d'un Conseil d'hygiène et de salubrité; des Commissions d'hygiène publique furent établies dans chaque chef-lieu de canton, ainsi qu'un Conseil central au chef-lieu de chaque département.

J'aurai occasion de parler plus loin des attributions de ce Conseil central.

Je me hâte d'abandonner cette première partie de mon travail pour donner le résumé du fonctionnement des Bureaux de santé et de leur date d'apparition.

C'est là un sujet qui nous intéresse plus spécialement.

Bᴜʀᴇᴀᴜx ᴅ'ʜʏɢɪÈɴᴇ. — Certaines municipalités se souvenant que l'hygiène publique est l'auxiliaire du progrès et qu'elle en est aussi la vérification créèrent des Bureaux d'hygiène pour régulariser et instituer les différents services de l'hygiène publique. N'était-ce pas leur devoir de veiller sur les intérêts des habitants ?

Bureau d'hygiène de Turin. — En Italie, à Turin, un Bureau d'hygiène fut fondé le 1ᵉʳ janvier 1856. Le docteur Pacchiotti a présenté le plan de réorganisation de ce Bureau dans la *Revue d'hygiène* du mois de mai 1880. Il y a quatre sections : 1° de statistique et de

démographie ; 2° de services sanitaires municipaux ;
3° d'inspection de la santé publique ; 4° de médecine vétérinaire.

Bureau d'hygiène de Bruxelles. — En 1874, un
Bureau d'hygiène fut organisé à Bruxelles.

Le personnel comprend : le directeur, M. le docteur
Janssens, cinq médecins divisionnaires, cinq assistants,
deux médecins du dispensaire. Les principales attributions sont : la constatation sanitaire de la ville ; la
rédaction des rapports et tableaux statistiques qui en
relèvent ; le service médical de l'état civil ; l'inspection
hygiénique et médicale hebdomadaire des écoles publiques ; la surveillance de la salubrité des rues et des
habitations ; la propagation de la vaccine (Belval).

Bureau d'hygiène du Havre. — Sur l'initiative des
docteurs Fauvel, Lafaurie, et surtout Gibert, un Bureau
d'hygiène fut créé au Havre, en mars 1879.

Il se compose d'un médecin directeur, le docteur Launay,
et de six médecins ; il s'appuie sur une Commission municipale composée de huit membres, dont la moitié sont
nommés par les médecins de la ville au scrutin secret.

Le budget de la commune lui fait un subside de dix
mille francs.

Ces six médecins réunissent les fonctions de médecins
de l'état civil, des épidémies, de médecins vaccinateurs
et médecins inspecteurs des écoles et des asiles. Ils
veillent à l'assainissement des voies publiques et des
logements insalubres et reçoivent les avis de tous les
médecins de la ville sur les cas de maladies épidémiques
ou contagieuses qui se produisent dans leur clientèle.
Ces médecins remplissent simplement des bulletins qui

leur sont remis et qu'ils font déposer ensuite au Bureau d'hygiène.

Le mode de fonctionnement du Bureau d'hygiène de Nancy, fondé presque en même temps que celui du Havre, est identique à celui que je viens de décrire.

Bureau d'hygiène de Bordeaux. — M. le professeur Layet a fondé à Bordeaux un Bureau de santé. Il est à remarquer cependant qu'au point de vue de l'objet qu'il se propose il diffère de l'organisation des Bureaux des autres villes.

Suivant le docteur Layet, « les questions relatives aux logements insalubres, aux causes d'insalubrité de la voie publique, à la canalisation souterraine, à la prophylaxie des maladies contagieuses et épidémiques relèveraient plus particulièrement de la sollicitude de la municipalité. »

A elle incomberait le soin de préserver, de combattre et de faire accepter aux populations les mesures d'hygiène que la science proclame nécessaires.

Le soin de veiller à l'exécution d'une bonne statistique des naissances et des décès; la vaccination de tous les enfants de la ville; l'inspection des nourrices et des crèches, des écoles, voici les attributions qui pourraient être confiées au Bureau d'hygiène.

A ce service se rattacherait également tout ce qui est relatif à la police des épidémies. La surveillance des denrées alimentaires, l'inspection du service de la prostitution resteraient également dans ses attributions.

A ce programme si vaste, M. le docteur Layet ajoute les deux propositions suivantes : l'urgence de porter à la connaissance du public, au moment opportun, des notes explicatives, préceptes, recommandations spéciales, que publierait le Bureau d'hygiène. Ces recommandations auraient trait surtout à quelques épidémies, que l'on pourrait redouter dans la saison régnante. On prémunirait également le public des fâcheuses conséquences de certains écarts de régime, des excès, etc.

A nous maintenant de juger s'il est bon d'établir une semblable institution municipale dans notre ville.

CHAPITRE II

DE QUELQUES SERVICES D'HYGIENE A LYON

I

CONSEIL D'HYGIÈNE

Je me propose d'étudier dans ce chapitre le rôle du Conseil d'hygiène, de montrer son insuffisance et les nombreux desiderata qui devraient être remplis.

Je me hâte d'ajouter que je n'ai nullement l'intention d'incriminer les hommes, mais bien la situation qui leur est faite et dont ils sont les premiers à reconnaître la singularité.

Ma légère critique n'ôte rien au savoir et à l'honorabilité des membres qui composent ce Conseil.

CRÉATION. — La création du Conseil d'hygiène départemental remonte au 18 décembre 1848.

COMPOSITION. — Les membres de ce Conseil sont au nombre de quinze. Ils sont nommés, pour quatre ans, par le préfet, renouvelés par moitié tous les deux ans, et se

trouvent sous la dépendance du ministre de l'agriculture
et du commerce.

ATTRIBUTIONS. — Si nous jetons les yeux sur les attributions de ce Conseil, nous voyons que celles-ci sont fort
nombreuses. C'est ainsi qu'il peut être spécialement consulté sur les assainissements des localités et des habitations ; les mesures à prendre pour prévenir et combattre
les maladies endémiques, épidémiques et transmissibles ;
les épizooties et les maladies des animaux ; la propagation de la vaccine ; l'organisation et la distribution des
secours médicaux aux malades indigents ; les moyens
d'améliorer les conditions sanitaires des populations
industrielles et agricoles ; la salubrité des ateliers, écoles,
hôpitaux, maisons d'aliénés, arsenaux, etc.; les questions
relatives aux enfants trouvés ; la qualité des aliments,
boissons, condiments et médicaments livrés au commerce;
enfin, sur les demandes en autorisation, translation ou
révocation des établissements dangereux, insalubres ou
incommodes.

Le Conseil d'hygiène a donc devant lui un champ
immense à défricher. Avec ces attributions considérables,
il devrait être facile d'exercer une activité dévorante et
d'agir d'une façon sérieuse sur les mauvaises conditions
hygiéniques d'une ville.

Examinons les travaux de ce Conseil :

Lorsqu'on parcourt un labyrinthe, un guide est nécessaire. Ici, le fil indispensable pour nous conduire serait
un compte rendu fidèle, publié chaque année et mettant
le profane au courant des faits passés.

TRAVAUX DU CONSEIL D'HYGIÈNE. — A part un compte
rendu des travaux du Conseil d'hygiène publique et de

salubrité du département du Rhône, publié en 1860 par les soins des docteurs Rougier et Glénard, aucun autre travail n'a été produit depuis cette époque.

Ce n'est pas la faute du Conseil d'hygiène. La somme, qui lui est allouée chaque année est insuffisante. Pas d'argent, pas d'impression de compte rendu.

Il y a bien certainement des rapports; mais ce n'est pas chose facile d'obtenir l'autorisation d'en prendre connaissance.

Le mémoire auquel je faisais allusion plus haut renferme l'énoncé des améliorations réalisées dans l'hygiène publique et industrielle.

Il est divisé en deux parties : Dans la première partie, le docteur Rougier, après avoir fait un tableau du vieux Lyon, montre les grandes améliorations apportées à l'hygiène de cette ville au point de vue des promenades, des nouvelles constructions, quais, etc. Il note également avec soin les mesures prises pour l'assainissement des localités, des habitations, et donne également des détails très curieux sur le zèle apporté à propager la vaccination. Cette première partie donne une idée très précise de l'état de l'hygiène générale à cette époque.

Dans la seconde partie du même travail, M. le docteur Glénard s'occupe principalement des questions ayant trait aux demandes en autorisation, translation ou révocation des établissements dangereux, insalubres ou incommodes.

1,331 rapports ont été produits relativement à des établissements de première, deuxième ou troisième classe.

La Commission, comme on le voit, n'est pas restée inactive, et des consultations lui ont souvent été demandées.

A partir de 1860, je ne trouve aucun document qui puisse me renseigner. Il est à croire néanmoins que le Conseil d'hygiène a été souvent consulté et réuni pour les demandes en autorisation, translation ou révocation des établissements dangereux, insalubres ou incommodes.

Mais ce n'est là qu'une minime partie de ce vaste programme que j'ai esquissé plus haut.

Le Conseil d'hygiène s'est occupé activement de la police sanitaire de l'arrondissement, de l'assainissement des localités et des habitations, des mesures à prendre pour prévenir et combattre les maladies transmissibles. Je concède tout cela, et je demanderai à mon tour si les réclamations fort légitimes ont pu aboutir, si elles ont été entendues.

De plus, n'est-il pas certain que les occupations énoncées ci-dessus n'ont pas été plus que suffisantes pour remplir les séances de ce Conseil et paralyser les intentions qu'il aurait pu avoir de prendre une part plus active dans la répression de la falsification des denrées alimentaires, dans l'inspection des écoles, etc. ?

Ce qui semble prouver le semblant de vérité de cette proposition, ce sont ces trois créations récentes de l'inspectorat des écoles, des denrées alimentaires et de la viande.

DESIDERATA. — Pour rendre un rôle efficace au Conseil d'hygiène, qui, je le répète, au point de vue de sa composition, de son mode de recrutement, ne mérite que des éloges, il serait nécessaire de remplir les nombreux desiderata suivants :

Laisser au Conseil d'hygiène son rôle de corps consultatif, mais y ajouter un droit d'initiative véritablement sérieux ;

En séance, chaque membre jouit bien du droit d'initiative; mais comme le préfet seul convoque le Conseil d'hygiène, ce droit d'initiative devient presque illusoire;

Attribuer au Conseil une allocation plus considérable.

De cette manière, il répondrait réellement au vœu du législateur, qui lui a imposé la tâche de rédiger le compte rendu de ses travaux.

Cette communication des Conseils d'hygiène s'établissant par les comptes rendus permettrait à tous de connaître les améliorations réalisées dans l'hygiène industrielle et d'en apprécier exactement la valeur. Elle les mettrait à même de propager ces utiles améliorations en en provoquant partout l'application.

Enfin, pour la partie exécutive, il faudrait confier à l'activité d'un fonctionnaire spécial, compétent et armé d'une sanction particulière, le soin de l'exécution des décisions du Conseil d'hygiène.

Cette lacune existant actuellement, nous posons la question suivante : Que faire ?

Nous discuterons cela dans le troisième chapitre.

II

COMMISSION DES LOGEMENTS INSALUBRES

Je me contenterai, sans entrer dans les détails des règlements et des ordonnances de police, de dire que la création des Commissions sanitaires dans les divers quartiers remonte à 1832.

CRÉATION. — L'ordonnance du 20 novembre 1848 est aujourd'hui en vigueur.

Toutefois le pouvoir de la police s'arrêtait devant le logement privé.

La loi du 13 avril 1850, proposée par MM. de Melun et Loiset, est venue combler cette lacune.

Comme l'a très bien dit le rapporteur, M. Riancey, « c'est une loi d'humanité et de civilisation. »

CAUSES D'INSALUBRITÉ. — Je résumerai brièvement les différentes causes d'insalubrité visées par cette loi, en les divisant en extérieures au logement et inhérentes au logement lui-même.

Dans les premières, se trouvent les dépendances, parties de la maison d'un usage commun à tous les locataires, allées, cours, courettes, escaliers, paliers, couloirs, corridors, cabinets d'aisances, cuvettes d'eaux ménagères, etc., grilles d'égouts, puits et puisards, dépôts et trous de fumier, animaux domestiques (ordonnance de police du 3 novembre 1862), émanations (vacheries, fournil d'un boulanger, étal d'un boucher, etc.), éclairage des voies privées, fosses d'aisance fixes ou mobiles, etc.

Dans les secondes causes, nous trouvons les logements proprement dits. Ici il s'agit d'examiner le défaut de lumière, le manque de capacité ou cube d'air, l'humidité des constructions neuves, l'état des planchers, des carrelages, des soupentes, des chambres de domestiques, etc.

C'est en vertu de cette loi et pour la faire appliquer que la Commission des logements insalubres a été créée à Lyon.

Cette Commission a subi des oscillations bien étranges.

Sa première séance date du 19 octobre 1852.

Voici la statistique publiée par M. le docteur Passot.

Je la trouve dans un mémoire intitulé : *Aperçu sur les travaux de la Commission des logements insalubres de Lyon.*

Ce rapport a été lu devant la Société de médecine, séance du 17 janvier, et publié dans *Lyon-médical*, 1870.

STATISTIQUE GÉNÉRALE DES LOGEMENTS ASSAINIS

1852-53.	160
1854.	80
1855.	75
1856.	111
1857-58-59.	225
1860-61-62.	143
1863-64-65.	126
1866-67-68.	81

La Commission a prononcé vingt et une fois l'interdiction absolue ou provisoire des locaux signalés comme insalubres.

En 1851, à la Croix-Rousse, plus de trois cent cinquante propriétaires ont eu à pourvoir à l'assainissement de leurs maisons ou dépendances. Cinq ou six interdictions absolues furent seulement prononcées.

Un grand nombre de baraques situées dans les bas-fonds des Brotteaux, de Perrache, de la Guillotière, de sales et obscurs greniers, des locaux pouvant être considérés comme de véritables caves ont été frappés d'interdiction absolue.

Suppression également de puits perdus, qui sont cause d'insalubrité et d'humidité.

Les travaux de la Commission des logements insalubres

furent interrompus en 1870. Cette Commission fut reconstituée en 1872 par le Conseil municipal de Lyon.

La première séance de cette nouvelle commission fut tenue le 29 février 1872.

Soit par manque de convocation et d'affaires, soit par suite de l'absence ou de la démission des membres composant le bureau, cette commission cessa de fonctionner le 10 août 1872.

Elle fut reconstituée par délibération du Conseil municipal du 1er avril 1879. C'est donc un intervalle de sept ans, pendant lequel la Commission n'a tenu aucune séance.

Depuis sa réinstallation datant du 1er avril 1879 jusqu'au 22 avril 1881, la Commission a reçu cinquante-quatre plaintes. Elle a cru ne pas devoir donner suite à vingt-quatre affaires.

Tel est le résumé rapide du fonctionnement de cette Commission à Lyon.

Je crois que, sans être accusé d'exagération, on peut bien dire qu'en dehors de Paris et de Lille, où elle a été constamment appliquée, cette loi de 1850 est restée lettre morte entre les mains des municipalités.

COMMISSION DES LOGEMENTS INSALUBRES DE LILLE. — Qu'il me soit permis de rappeler ici le fonctionnement de la Commission des logements insalubres de Lille, sa manière de procéder et les résultats merveilleux qui ont été obtenus.

Cette Commission est composée de vingt membres. Elle est divisée en trois sections. Le premier, le deuxième, le troisième jeudi de chaque mois, ces sections se réunissent à tour de rôle. Le quatrième jeudi est réservé aux assemblées générales de la Commission.

Chaque membre touche un jeton de présence. A la fin
de l'année, ces jetons équivalent à peu près à la somme
de 300 francs.

Au quatrième manquement, le membre de la Commission est considéré comme démissionnaire.

Il y a donc ainsi tout à la fois réunion régulière et
scrupuleuse exactitude assurée par la présence des
jetons.

L'application de la loi de 1850 se fait d'une façon stricte
et rigoureuse. Un inspecteur est spécialement chargé de
rechercher activement toutes les causes d'insalubrité.

Tous les différents dossiers résultant de ces enquêtes
sont soumis aux délibérations des sections du jeudi.

Les décisions sont soumises au Conseil municipal.

En cas de recours par les intéressés devant le Conseil
de préfecture, la rédaction du mémoire est faite par la
Commission entière.

Toutes les mesures prises par la Commission sont fidèlement exécutées. L'inspecteur veille lui-même à leur
prompt achèvement.

Dans le bureau situé à l'hôtel de ville, se trouvent
l'inspecteur et deux commis, et se réunissent en même
temps les membres de la Commission.

Là également un grand nombre de cartons sont
rassemblés et renferment le dossier de la salubrité de la
ville. Tout cela est disposé par numéro d'ordre, de telle
façon qu'il est très facile de trouver le casier de chaque
maison par rue et par quartier.

Tel est, grossièrement esquissé, le mode de fonctionnement de la Commission des logements insalubres de Lille.

J'ajouterai que les résultats obtenus sont excellents.

Voici des chiffres qui montreront éloquemment l'activité déployée par les membres de cette Commission :

En 1876, le total général des prescriptions était de.. 3,128

Sur ce nombre. 2,381
nt été exécutes.

Restèrent à exécuter. 747

En 1877, 3,796 prescriptions furent faites..

2,941 furent exécutées ; 755 ne le furent pas.

COMMISSION DES LOGEMENTS INSALUBRES DE PARIS. — A Paris, cette Commission des logements insalubres est composée de trente membres.

Les sources d'information sont très nombreuses.

La Commission peut être saisie par les plaintes des particuliers, par les signalements fournis à l'Administration par les Commissions d'hygiène des arrondissements, par les agents de la salubrité publique, par des rapports de commissaires de police, des architectes-voyers ou des médecins chargés de la vérification des décès.

Toutes ces investigations deviennent le sujet d'un rapport écrit pour chaque affaire spéciale. Ce rapport est lu en assemblée générale de la Commission ou il est soumis à la discussion s'il y a lieu.

De plus, elle prend l'initiative de son intervention et n'intervient point seulement sur la plainte du locataire. Elle agit de cette façon et tire quelques bienfaits de cette loi de 1850, qui ne semble pas avoir produit un bien grand résultat entre les mains de notre municipalité.

Il n'est pas de semaines cependant que de longues imprécations ne soient lancées contre le mauvais état de notre hygiène.

Ici on se plaint des fosses d'aisance, du mauvais état des escaliers, etc.

Adressez vos plaintes à la Commission. Celle-ci y répondra dans la mesure désirable.

Mais le locataire n'ose pas souvent se plaindre, craignant de s'attirer la colère et les vexations du propriétaire.

La plainte ne se fait pas. La Commission reste tranquille. Interprétant strictement la loi, elle s'abstient de prendre l'initiative, n'intervient que sur une plainte portée et autant qu'elle en est saisie par le Préfet.

Puis comptez-vous pour rien le recours devant le Conseil de préfecture, voire même devant le Conseil d'État ?

Il est évident que, pour rémédier à cette loi claudicante qui devait donner de si beaux résultats et qui en a réellement donné si peu, un nouveau règlement est à désirer. Pour cette raison, nous devons applaudir avec bonheur la proposition faite récemment par M. Martin Nadaud sur la révision de la loi de 1850.

Tout en sauvegardant les droits du propriétaire, la liberté de chacun, elle permettra aux municipalités d'intervenir d'une façon plus énergique et de réprimer, au point de vue de l'intérêt général, l'insalubrité dont n'ont à souffrir que des individus isolés dans leur propre habitation.

En terminant cet aperçu critique sur la Commission des logements insalubres, je me hâte d'ajouter que je mets hors du débat actuel tous les membres qui en font partie. Je parle uniquement ici à un point de vue général, et je demande à tous ceux qui ont à cœur le bien-être de la Cité si, en attendant le vote du nouveau projet de loi, il ne serait point utile de combler cette lacune immense qui existe dans cette institution.

Je me permettrai de formuler les propositions suivantes :

MOYENS DE REMÉDIER AUX DESIDERATA DE CETTE COMMISSION. — Pour rechercher les causes d'insalubrité dans les maisons, pourquoi, à l'exemple de Bruxelles, de Paris, ne pas avoir recours aux médecins constatant les naissances et les décès ainsi qu'aux médecins du Bureau de bienfaisance?

Un bulletin sur lequel se trouveraient notées les diverses causes d'insalubrité leur serait remis. Le médecin noterait ses observations, et cette feuille serait transmise à la Commission.

Le secret médical ne serait nullement en jeu et le locataire, bien souvent ignorant des premières notions d'hygiène et n'osant pas se plaindre, jouirait du bénéfice de quelques mesures hygiéniques.

Pour les membres de la Commission, il conviendrait absolument de leur allouer des jetons de présence. Ceux-ci d'ailleurs ont déjà été demandés, je crois même accordés.

J'ai le ferme espoir que le fonctionnement se ferait dans de meilleures conditions. Les séances devraient être très régulières et les absences rigoureusement notées, comme cela se fait à Lille.

Puis, pour remédier à ces nombreux desiderata, il serait nécessaire d'organiser plus largement, comme surveillance et comme contrôle, le service d'assainissement actuellement insuffisant.

Enfin, tout en reconnaissant tout ce que les règle-

ments de police, de voirie et la loi sur les logements insalubres ont apportés des compléments utiles aux grands
moyens d'assainissement, il faut avouer que cela ne suffit
pas.

Pénétrer dans l'habitation pour assurer le bon entre-
tien de tous les accès et de toutes les dépendances de
l'habitation est bien. Il est nécessaire d'introduire aussi
les habitudes de propreté. On combattra de cette façon
de nombreuses causes d'insalubrité.

Demandons beaucoup à l'initiative individuelle et
éclairée par les conseils de la science.

III

MÉDECINE DES MŒURS

A Lyon, le règlement sur la police des mœurs date
du 27 décembre 1878.

J'omets à dessein les articles de cette ordonnance
concernant les filles publiques et les maîtresses de maison. Je désire simplement donner quelques détails rapides
sur l'organisation actuelle et le fonctionnement du service
médical.

ORGANISATION ET FONCTIONNEMENT. — Ce service est
composé de six médecins titulaires et de deux médecins
suppléants nommés par le Préfet.

La Commission médicale se réunit obligatoirement à la
fin de chaque mois, plus souvent si cela est nécessaire,
et s'occupe de toutes les questions intéressant le service,

des observations médicales, des communications admi-
nistratives.

En outre, elle désigne chaque année son président et
son secrétaire.

Le président a la direction générale du service et fait,
tous les trois mois, un rapport sur tout ce qui regarde le
service, à l'aide de listes statistiques quotidiennes, qui lui
sont fournies par l'inspecteur.

Le rapport du dernier trimestre contient une statistique générale de l'année.

Les visites ont lieu une fois par semaine pour chaque
fille ; plus souvent, si cela est nécessaire.

Les filles de maison n'étaient autrefois admises qu'à la
visite payante.

Ceci n'a plus lieu d'exister, la taxe étant abolie
actuellement.

Les filles clandestines et les filles en contre-visite sont
examinées à la fin de la visite.

Dans certains cas, les filles sont soumises à une double
visite.

Toute fille est scrupuleusement soumise à l'examen
des organes génitaux, de l'anus, de la bouche et des mains.

En arrivant dans le cabinet d'examen, la fille remet
au médecin une carte indiquant sa catégorie, son assi-
duité aux visites et l'affection dont elle aurait pu être
atteinte dans le courant de l'année. Elle remet, en même
temps, un jeton indiquant si elle vient ou non au jour
de la visite sanitaire, le motif de sa mutation, etc.

Si la fille est malade, elle est envoyée à l'hospice, avec
un bulletin de diagnostic ; si son état de santé n'est que
douteux, le médecin lui remet un bulletin de contre-visite.

Un répertoire médical, mis à jour par le secré-taire administratif, indique, pour chaque fille qui a été envoyée à l'hospice de l'Antiquaille, le diagnostic porté par le médecin de l'hospice et la date d'entrée et de sortie.

D'après ce résumé sommaire, il est permis de constater que ce service sanitaire des mœurs est bien organisé et présente de sérieuses garanties, grâce à la fréquence, à la régularité et à la scrupuleuse exactitude des visites de santé.

RÉSULTATS DE L'EXAMEN MÉDICAL. — Examinons actuellement les résultats de l'examen médical.

Nous trouvons pour les filles en maison les moyennes suivantes (ce tableau se rapporte aux malades) :

Années.	1878	1879	1880
Moyenne par 100 visitées.	2,41	2,48	2,44

Pour les filles isolées :

Années.	1878	1879	1880
Moyenne par 100 visitées.	2,66	1,95	2,02

Pour les filles clandestines :

Années.	1878	1879	1880
Moyenne par 100 visitées.	39,95	40,85	26,49

STATISTIQUE MILITAIRE

Années.	1878	1879	1880
Nombre des vénériens, par 100 hommes.	0,63	0,80	0,82

Le docteur Garin, dans les *Annales de la Société de médecine de Lyon*, a publié sur le service sanitaire de cette ville, son organisation médicale et les résultats pratiques un article très remarquable.

Je me bornerai à rapprocher de la statistique empruntée aux rapports généraux de chaque année publiés par M. le président du comité médical du Bureau des mœurs, les chiffres suivants, qui ont bien aussi leur importance.

Pour les filles inscrites,   8,2 malades pour 100.

—   —   2,50 pour 100 visitées.

Pour les filles insoumises, 63,9 pour 100 visitées.

Pour la garnison, le chiffre des vénériens était de 12,4 pour 100.

De 1876 à 1877, il s'abaisse à 1,9 pour 100.

J'engage les défenseurs de la prostitution clandestine à lire attentivement les chiffres cités plus haut.

La réforme apportée au service des mœurs a donc rendu de réels services.

Il est bien difficile de parler des visites sanitaires sans soulever cette grosse question de la liberté de la prostitution, qui revient de temps en temps sur le tapis et qui possède le pouvoir de soulever des flots d'éloquence et de sensibilité.

Je n'ignore point qu'en Allemagne une loi promulguée en 1870 interdit le commerce de son corps à toute personne du sexe féminin. Les maisons publiques ont été fermées. Les cabarets sont peuplés de filles qui vendent de la bière et qui se vendent elles-mêmes (J. Ulffelmann).

Je sais que la liberté de la prostitution existe en Angleterre, que nos règlements de police sanitaire sont considérés comme barbares par nos voisins d'outre-Manche et que des groupes réunis sous le nom de Fédération britannique continentale et composés en grande partie de pasteurs, d'avocats, d'hommes du monde et même de femmes ne cessent de prêcher leur croisade et d'arborer leur drapeau en faveur de la liberté de la prostitution (Martin, *Revue scientifique*).

Au docteur Drysdale qui, dans le Congrès de Paris, en 1878, proposait radicalement la suppression des lois coercitives et des réglementations de la prostitution, nous demanderons, comme le lui demandait le docteur Pacchioti, de Turin, les moyens de prévenir la diffusion de la syphilis.

S'il est prouvé qu'avec l'abolition des lois coercitives les syphilitiques sont moins nombreux, abolissons ces mesures si rigoureuses.

Jusqu'à la démonstration évidente de cette proposition, estons fidèlement attachés au principe suivant.

Les visites sanitaires fréquentes dans tous les cas et pour toutes les catégories de personnes pour lesquelles elles sont nécessaires, doivent être adoptées.

D'ailleurs, ne voyons-nous pas les dangers de la prostitution clandestine? Au tableau tracé plus haut, nous pourrions ajouter les observations de M. le professeur Léon Le Fort. Celui-ci trouvait, en 1869, 1,761 cas de maladies chez des prostituées clandestines, 780 chez des filles publiques soumises à la visite.

DESIDERATA. — Ceci dit, examinons les desiderata de ce service sanitaire :

Et d'abord, conviendrait-il de mettre la nomination

des médecins au concours? Le docteur Garin, dans le travail que je citais plus haut, réclamait cette amélioration. Je crois qu'elle serait juste.

L'administration préfectorale, dont dépend ce service, tient, je ne l'ignore point, à avoir son personnel médical sous la main. De la sorte, dans la composition actuelle de ce service, chaque médecin obéit à la direction initiale qui lui est donnée.

Sans vouloir blesser aucune susceptibilité ni mettre un seul instant en suspicion le talent et le vrai savoir des médecins qui sont actuellement chargés de ce service, à mon humble avis, un concours ferait tomber bien des griefs dirigés contre l'organisation actuelle.

Ce concours serait renouvelé tous les cinq ans et offrirait ainsi un juste dédommagement à de jeunes docteurs qui, ayant en vue les épreuves de l'agrégation, ne peuvent se livrer à la pratique quotidienne d'une clientèle.

Au sujet des visites qui ont lieu, rue Luizerne, dans un local mal éclairé et aux abords difficiles, ne serait-il pas convenable de changer l'emplacement de ce lieu de visite?

Une baraque en bois aménagée d'une façon convenable et située dans un endroit bien éclairé serait certainement préférable.

Il conviendrait d'user de moins de sévérité envers ces malheureuses femmes. En leur donnant des peines moins considérables lorsqu'elles ne se rendent pas à une visite, on parviendrait peut-être à diminuer le nombre des filles clandestines.

Il faudrait tâcher d'amener le plus possible de filles clandestines à la visite sanitaire.

Cette mesure pourrait être d'autant mieux obtenue qu'à l'heure actuelle toutes les visites payantes sont abolies. C'était, en effet, un singulier prélèvement que cette somme réclamée à chaque fille publique.

Pour les filles malades, le séjour à l'hospice de l'Anti-quaille n'est pas assez prolongé. Elles descendent très souvent au bout de huit jours de présence, et très souvent également le médecin est obligé de les arrêter de nouveau.

Ce qui est certain, c'est que le nombre des maisons publiques diminue. Je ne sais s'il y a une diminution semblable des filles clandestines. Ce que je sais bien, c'est que le nombre des vénériens augmente.

Il y a là un véritable danger créé par cette prostitution clandestine : *Caveant consules.*

Nous avons déjà fait beaucoup, et les résultats obtenus sont déjà très remarquables. Il y a néanmoins encore beaucoup plus à faire, et j'abandonne, à regret, la question du travail des femmes dans les hospices, de la création d'un dispensaire, car ces discussions m'entraîneraient trop loin et seraient de mise dans un travail qui s'occuperait uniquement du service du bureau des mœurs.

IV

INSPECTORAT DES ÉCOLES

Je me souviens assez bien d'une visite, que je fis, il y a deux ans, dans une école primaire de Lyon, pour noter d'une façon précise la pénible impression que cette visite laissa dans mon esprit.

Après avoir traversé un corridor assez obscur, je pé-
nétrai dans une salle basse, mal éclairée, dans laquelle
étaient réunis cinquante élèves. C'était durant l'hiver.
L'air, chargé des émanations de cette atmosphère viciée
par la respiration de tous ces enfants et la poussière
voltigeant de tous côtés, était absolument nauséabond.

Sur des bancs mal équilibrés, sans dossiers et distants
d'une façon exagérée des pupitres, se pressaient de nombreux élèves. Beaucoup étaient mal peignés, couverts de
vêtements malpropres. Chez quelques-uns, la saleté ne
pouvait se dépeindre, les mains étaient noires, et, au
milieu de cette atmosphère surchauffée, quelques écoliers
portaient d'énormes cache-nez enroulés plusieurs fois
autour du cou.

Sur les premiers bancs, près de la table du professeur,
étaient assis les premiers de la classe. A côté d'un élève
à la haute stature, se trouvait un jeune blondin de petite
taille, ayant peine à écrire sur son pupitre, et faisant
tous ses efforts pour remédier à cette gêne.

Dans le fond de la salle, on apercevait les paresseux,
les cancres, qui jouissaient d'une lumière complètement
insuffisante pour écrire leurs devoirs ou leurs pensums.

De plus, je remarquai que la lumière frappait tantôt
les yeux de certains élèves, tantôt projetait son ombre
sur les cahiers de certains d'entre eux. De là des attitudes bizarres, des froncements de sourcils, des postures
étranges.

Je constatai, en parcourant les livres classiques, que
les caractères étaient trop petits, que l'impression était
mauvaise et que beaucoup de caractères étaient mal
venus.

Au plafond étaient suspendus trois maigres quinquets destinés à répandre dans la salle une lumière blafarde. Sur la tête de certains élèves se promenaient de nombreuses légions de poux ; des croûtes s'étalaient çà et là sur le cuir chevelu.

Je quittai la salle d'études après cet examen rapide, et je constatai de plus, en franchissant le seuil, une odeur nauséabonde provenant d'un certain cabinet d'un usage indispensable.

J'oubliais de dire que le préau couvert et même la modique cour plantée de quelques arbres brillaient par leur absence absolue.

Voilà donc, me disais-je, l'endroit dans lequel doivent vivre, six heures par jour, durant deux ou trois ans, ces cinquante malheureux enfants. Quelle misérable existence ! Cette prison n'est-elle point comparable aux affreux cachots des condamnés ?

Depuis cette époque, une immense réaction s'est produite en faveur de nos jeunes écoliers, espoir de la race et de la patrie.

Partout on s'est mis à l'œuvre. On a publié des volumes considérables sur la construction, l'aménagement, le mobilier des écoles. Chaque savant a apporté le fruit de ses études et de son expérience. Les architectes hygiénistes (malheureusement trop rares), comme Trélat, Tollet, ont proposé des plans d'écoles, étudié les divers systèmes de ventilation, les meilleurs moyens d'introduction de la lumière.

Les médecins français et étrangers ont apporté le concours de leur science pratique pour indiquer le milieu hygiénique dans lequel on devrait placer l'enfant, les réformes qu'il convenait d'appliquer au mode vicieux de notre fonctionnement scolaire.

Tout cela est beau et digne d'admiration.

Qu'il me soit permis ici de regretter que des nations voisines nous aient devancés dans cette voie d'amélioration. Les motifs pour lesquels existe notre état d'infériorité ne doivent pas être ici l'objet d'une discussion. Contentons-nous de suivre l'exemple donné et de mieux faire encore, s'il est possible.

Et d'abord, dans quel état se trouvent nos écoles de Lyon ?

CRÉATION DE L'INSPECTORAT DES ÉCOLES. — Je dirai de suite que c'est au zèle et au dévouement de M. le docteur Gailleton, actuellement maire de cette Ville, que nous devons la création des médecins inspecteurs des écoles.

Primitivement six médecins ont été nommés, après concours, médecins inspecteurs. Leurs nominations remontent au mois de novembre 1879.

Par arrêté préfectoral du 15 décembre 1880, deux médecins inspecteurs nouveaux furent élus. Leur nombre est donc de huit.

MODE DE FONCTIONNEMENT. — La ville de Lyon est ainsi divisée en huit circonscriptions d'inspection médicale des écoles et des salles d'asile municipales.

Chaque médecin inspecte deux fois par mois les écoles municipales, et, toutes les semaines, les salles d'asiles de sa circonscription.

EXAMEN DE LA CLASSE ET DES ÉCOLIERS. — A son arrivée, il commence par procéder à un examen des locaux autres que les classes (vestibules, préau, cabinets d'aisances, urinoirs). Il visite ensuite chacune des classes,

se rend compte des conditions hygiéniques de la salle
au point de vue de l'éclairage, du chauffage, de la ventilation, de l'aménagement du mobilier, puis procède à
l'examen des enfants, particulièrement de ceux qui lui
sont signalés par le directeur ou la directrice, comme
présentant des symptômes d'indisposition.   .

Après sa visite, le médecin inspecteur consigne sur un
registre spécial le résultat de ses constatations de répond
aux diverses questions formulées dans ce registre au
sujet de l'état de propreté des locaux, de l'éclairage, etc.
Il inscrit les noms des enfants, chez lesquels il aura re-
connu des symptômes d'indisposition assez grave pour
motiver le renvoi de ces enfants dans leurs familles.

En indiquant la nature de l'indisposition, il doit faire
connaître si elle peut être contagieuse, et, de plus, faire
mention des enfants absents pour cause de maladie au
moment de sa visite, en indiquant, d'après les renseignements qui lui seront fournis, les maladies qui paraîtraient
dominer parmi ces enfants.

Après chaque inspection et, au plus tard, dans un délai
de vingt-quatre heures, le médecin inspecteur adresse à
l'administration municipale un bulletin destiné à faire
connaître la situation sanitaire de l'établissement visité.

Un enfant, atteint de maladie contagieuse, est ren-
voyé chez lui avec une lettre d'avis indiquant le motif
de ce renvoi.

Cette lettre fait connaître aux parents, que l'enfant
ne pourra être admis de nouveau dans l'établissement
qu'après s'être présenté à la consultation du médecin-
inspecteur et en avoir obtenu un certificat constatant que
sa rentrée peut avoir lieu sans inconvénients.

Comme on le voit, ce service d'inspectorat des écoles est parfaitement réglé. Il est évident que si les divers points de ce programme étaient exécutés convenablement, on aurait toute sécurité au point de vue de l'efficacité de l'hygiène préventive et de l'amélioration du milieu scolaire.

En est-il réellement ainsi? Voyons les résultats donnés par ces deux années d'inspectorat.

Avant de commencer cette étude critique, je dois dire que je n'ai nullement l'intention de blesser d'une façon quelconque l'administration municipale. Je sais très bien quels grands sacrifices elle fait pour les écoles, et je n'ignore point que des groupes scolaires ne se construisent pas en un jour. Le temps et l'argent sont deux grands facteurs. Néanmoins il faut se hâter, car c'est le devoir des municipalités de déterminer le chiffre des écoliers de demain, et c'est aussi le devoir du médecin hygiéniste de visiter les écoles, d'y noter ce qui est en contradiction avec les règles de l'hygiène.

DESIDERATA NOMBREUX DES ÉCOLES MUNICIPALES. — A Lyon, à part quelques rares exceptions (écoles de la Croix-Rousse, de la rue de Jarente, de l'avenue du Pont-Napoléon, de la rue Saint-Pierre-de-Vaise), l'emplacement des écoles est déplorable. Le voisinage n'est pas meilleur. Très souvent l'école se trouve située au milieu du bruit et du mouvement industriel et commercial.

Le plus ordinairement, pas de cour, pas de préau couvert. Dans quelques rares locaux on a établi quelques trapèzes.

Je ne crois pas que les haltères de toute dimension, des bâtons, des barres parallèles, attirail modeste du meilleur des gymnases, soient beaucoup en honneur.

Aux portes, pas de décrottoirs, pas de paillassons.

Le vestiaire est insuffisant ou n'existe pas. Très souvent les habillements sont entassés les uns sur les autres dans un coin de la salle, et, s'ils sont mouillés, il s'en dégage, sous l'influence de la chaleur, des émanations malsaines.

L'état du sol, du plancher laisse beaucoup à désirer. Le balayage est défectueux, le plus souvent mal fait. Une épaisse couche de poussière couvre le sol. Le règlement, en effet, défend le balayage par les étrangers payés par la cotisation des élèves. Il exige que celui-ci soit fait par les élèves dans les grandes classes. Dans les petites classes, l'instituteur est forcé de balayer.

L'éclairage naturel est défectueux dans des locaux très nombreux. La lumière vient souvent en face de l'élève ou sur sa droite, disposition qui fatigue les yeux dans le le premier cas, et projette l'ombre de sa main droite sur le cahier, dans le second cas.

Dans quelques écoles, l'éclairage artificiel se fait avec le gaz. Dans un grand nombre, quelques lampes alimentées avec de l'huile ou du pétrole éclairent la salle d'une façon insuffisante.

Les seules améliorations qui aient été apportées jusqu'ici, et je reconnais qu'elles sont condidérables, vu l'état transitoire des établissements actuels, sont la présence de fontaines, de lavabos (dans quelques écoles), d'essuie-mains et de thermomètres dans les classes.

Les lieux d'aisance sont plus propres. Il y a quelques urinoirs.

Enfin la ventilation est mieux faite; actuellement chaque croisée est munie d'un carreau à bascules.

S'il est, en effet, une chose importante, c'est le renouvellement de l'air. De là, cette recommandation pour les écoles qui ne possèdent point de ventilation artificielle, de faire, toutes les heures, une pause de dix minutes en été, de cinq minutes en hiver, et d'ouvrir largement portes et fenêtres.

Cette recommandation est-elle suivie à Lyon? En me prononçant pour la négative, je crains bien de dire la vérité.

Le mobilier scolaire est vieux, en mauvais état. Les tables-bancs en usage dans les autres pays n'existent pas encore.

Cependant la commission du mobilier scolaire (qui fonctionne, soit dit en passant, en dehors des médecins inspecteurs des écoles), se souvenant qu'un mobilier scolaire est souvent coupable de déformations rachidiennes et de myopie, voulut réformer le mauvais état de ce mobilier.

En conséquence, une circulaire fut adressée à chaque médecin inspecteur par M. l'Inspecteur d'Académie, invitant celui-ci à faire connaître exactement les différentes tailles des élèves des deux sexes, afin d'arrêter la proportionnalité entre les différents types du même modèle.

J'ai sous les yeux le tableau dressé par M. le docteur Garel et contenant les cent mensurations demandées.

J'ai vu, dans une visite que j'ai faite dans des écoles du quartier de Perrache, quelques nouveaux tables-bancs. Ceux-ci sont à deux places; le banc est muni d'un dossier vertical; la distance entre le pupitre et le banc est négative. L'inclinaison de la table est de 15°.

Ce nouveau mobilier est tellement défectueux, soit au point de vue des tailles, soit au point de vue de la soli-dité, qu'il est complètement laissé de côté.

Il faudra chercher mieux que ce qui a été fait jusqu'à présent.

Messieurs les instituteurs continuent à placer les en-fants par ordre de mérite. Sur la première table conte-nant cinq à six places, se trouvent de grands et de petits élèves. L'enfant studieux est souvent récompensé, en obtenant une place à la première table. Il devra quel-quefois à son intelligence d'avoir une déformation rachi-dienne ou des troubles oculaires (Garel).

Les enfants qui fréquentent les écoles sont malpropres. Les mains, les oreilles sont sales. La chevelure est hé-rissée, mal peignée.

Le médecin et l'instituteur ne peuvent évidemment que donner des conseils en pareil circonstance.

Il serait nécessaire de bien faire pénétrer dans l'esprit des parents qu'il est indispensable d'envoyer des enfants à l'école dans un état de propreté un peu convenable.

Il y a des desiderata bien autrement considérables, lorsqu'il s'agit de constater l'absence motivée des enfants et la rentrée d'un élève dans un établissement scolaire.

Ici on peut constater une négligence de la part des instituteurs et une négligence beaucoup plus grande en-core de la part des parents.

Voici des faits qui se passent journellement. Un enfant reste chez lui. Il a une affection contagieuse, la variole, par exemple. On n'avertit pas. Le directeur de l'école, ignorant la nature de la maladie, admet cet enfant à l'école sans certificat. L'enfant peut être encore en possession de la maladie contagieuse et devenir par ce fait le point de départ d'une affection pouvant gagner de proche en proche les autres enfants de l'école.

Or, par la création des médecins inspecteurs, on s'est justement proposé de prévenir la propagation de toute affection contagieuse, fièvres éruptives ou maladies cutanées transmissibles.

Par le fait de la négligence coupable des parents et trop souvent aussi du manque d'attention de l'instituteur, le but à atteindre est manqué.

Il y a donc obligation expresse pour l'instituteur de s'informer de la cause de l'absence d'un enfant, de s'enquérir du nom de la maladie dont un élève peut être atteint et de refuser complètement l'entrée de l'école à tout enfant atteint d'une affection contagieuse, qui ne serait point muni d'un certificat du médecin traitant, indiquant le genre de l'affection, sa marche, sa durée. Ce certificat serait vérifié par le médecin inspecteur des écoles.

Deux objections peuvent être faites à cette proposition. Des enfants peuvent appartenir à une famille d'ouvriers; ceux-ci sont occupés du matin au soir. Il leur est impossible, après guérison, de présenter l'enfant au médecin inspecteur. Je reconnais la gravité de cette objection; néanmoins il faudra se gêner, prier quelque personne de vouloir bien rendre ce service. Sans cela je déclare impossible une constatation médicale bien faite.

De plus, il devrait être interdit aux frères ou sœurs d'un varioleux ou scarlatineux, par exemple, de fréquenter l'école tant que durera l'affection contagieuse. La protection efficace ne peut être réalisée qu'à cette condition.

La deuxième objection que l'on peut faire est la suivante. L'enfant appartient à une famille pauvre, il ne peut suivre un traitement convenable à la maison.

Si l'affection est sérieuse, on pourra l'envoyer à l'hô-pital.

Dans le cas contraire ne pourrait-on pas envoyer les enfants malades aux cliniques de l'Hôtel-Dieu, de la Charité, de l'Antiquaille?

M. le professeur Gayet a déjà ouvert libéralement l'accès de sa clinique ophtalmologique aux enfants atteints de divers troubles oculaires. Là on les examine avec soin et on leur donne un soulagement et une guérison convenables.

Malheureusement, il n'en est pas encore ainsi pour les cliniques de la Charité et de l'Antiquaille.

Nécessité de la création de cliniques gratuites pour les enfants des écoles. — Espérons que les difficultés seront écartées et que bientôt les écoliers malades seront appelés à jouir des immenses avantages que ce service médical leur rendrait.

Dans ce cas, une lettre imprimée, signée par le médecin inspecteur de l'école et légalisée par l'officier de police du quartier serait remise au malade. L'enfant ne pourrait rentrer à l'école sans remettre au médecin chargé de la surveillance de l'école ce même imprimé portant le diagnostic du chef de service de la clinique.

De cette manière, il serait possible de faire une statistique convenable de la morbidité s'appuyant sur des bases certaines.

Actuellement cette statistique est complètement impossible. Les essais tentés jusqu'ici ont été infructueux. Cependant ce graphique de la morbidité serait très intéressant.

Nos écoles ne possèdent point de pharmacie scolaire contenant quelques substances indispensables (teinture d'arnica, alcool camphré, etc.) et quelques bandes. C'est une lacune; car on pourrait de cette façon porter les premiers secours dans le cas où un accident aurait lieu.

A Lyon, nous n'avons pas encore suivi l'exemple de nos voisins au point de vue de la médication préventive.

A Bruxelles, chaque semaine, les médecins inspecteurs visitent les écoles. Ils procèdent absolument comme nos médecins inspecteurs français.

Mais, outre cela, le médecin désigne à l'instituteur les enfants qui doivent être soumis à un traitement spécial. C'est ce qui constitue la médication préventive.

MÉDICATION PRÉVENTIVE A BRUXELLES. — L'administration des hôpitaux fournit les médicaments qui sont distribués à chaque élève dans le local scolaire.

Cette médication préventive paraît être d'un effet admirable pour ces pauvres groupes d'écoliers prédisposés à la phtisie, à la scrofulose, au rachitisme, au lymphatisme, à l'anémie.

On pourra juger de l'excellence de ces résultats en jetant les yeux sur le tableau suivant, publié par le docteur Janssens dans sa statistique :

	GUÉRISON	AMÉLIORATION	MOMBRE DE MALADES
Scrofulose.	72	156	286
Lymphatisme.	34	263	366
Rachitisme.	9	57	84
Anémie.	77	251	406
Bronchite chronique. .	6	4	21
	198	731	1,163

De plus, le docteur Janssens a joint à tous ces détails ce qu'il nomme des fiches anthropométriques.

Cette fiche contient deux parties.

Un examen somatologique offre de l'intérêt parce qu'il fournit des renseignements qui font aujourd'hui défaut. Ce sont les modifications qui se produisent avec l'âge dans la taille, le poids, la capacité pulmonaire des enfants, etc.

L'examen médical est d'un grand intérêt également pour la famille de l'élève, à laquelle est remis un double de cette fiche, et enfin pour le démographe qui connaîtra la morbidité de l'enfance, sur laquelle nous sommes très ignorants.

Enfin, à la fin de chaque mois, un rapport médical très détaillé faisant connaître l'état de santé des enfants, la nature des maladies, les conditions hygiéniques des classes et de leurs dépendances est adressé à l'inspecteur des écoles.

En finissant, je résumerai rapidement les nombreux desiderata que j'ai déjà énoncés plus haut et je formulerai les vœux suivants :

1° La prompte réfection des écoles.

2° Impulsion vive à donner à la construction des groupes scolaires avec toutes les exigences de l'hygiène actuelle.

3° Réforme du mobilier scolaire.

4° Pour les enfants, tenir rigoureusement à l'exécution des mesures concernant leur absence.

Exiger un bon certificat de vaccine avec toutes les indications formulées par M. le docteur Riant.

Essayer à l'école la médication préventive ou bien pousser à la création des cliniques.

5° Aux instituteurs, donner quelques leçons d'hygiène pratique.

6° Enfin, jeter les fondements d'une bonne statistique scolaire et dresser des tableaux indiquant l'état de santé de chaque enfant avant et après sa sortie de l'école, l'état de la morbidité. Un livret scolaire contenant tous ces détails serait délivré à chaque enfant.

Je ne veux point terminer ces considérations, sans citer les observations suivantes :

En 1879, M. le docteur Garel, médecin-inspecteur, nota une petite épidémie de varicelle dans l'école de garçons du cours Charlemagne. Il nota 7 varicelles du 5 au 21 novembre 1879.

Dans la salle d'asile, située rue Juiverie, le nombre des cas fut plus considérable. Sur 75 enfants inscrits, en réalité sur 65 enfants habituellement inscrits, il n'en resta que 27; 24 avaient la varicelle. L'école fut fermée pendant vingt jours. La même année, la varicelle fut signalée au Point-du-Jour par le docteur Joanny Gros. Sur 35 élèves de l'école des filles de ce quartier, 11 furent atteintes de varicelle, le 13 décembre 1879. Au moment de la visite, les jours suivants, 3 nouveaux cas se présentèrent, ce qui porta à 16 le nombre total.

Le médecin inspecteur prit immédiatement les mesures convenables pour empêcher la propagation de cette affection. (Docteur Perroud, *in Lyon-Médical*, rapport sur l'état de la variole et de la vaccine à Lyon, pendant l'année 1879).

Il y a deux mois, au début d'une épidémie de rougeole qui règne encore actuellement à Vaise, le docteur Savy fit fermer une salle d'asile située dans le quartier de la Gare pour empêcher la propagation de cette fièvre éruptive.

Ces quelques exemples, que j'aurais voulu citer en plus

grand nombre, démontrent l'utilité de l'inspectorat des
écoles. Si j'ajoute que les poux, les affections cutanées
ont presque complétement disparu, on pourra se convaincre de l'importance de cette institution.

V

COMMISSION DE VACCINE

Avant de parler du fonctionnement de notre Commission de vaccine, je désire faire connaître quelques faits
relatifs aux vaccinations et revaccinations, dont j'ai été
témoin, dans le voyage que j'ai eu l'occasion de faire
cette année.

A Bruxelles, au Bureau d'hygiène, on fait tous les
jours des vaccinations et revaccinations gratuites. Celles-.
ci se pratiquent dans une salle spacieuse, bien aérée,
divisée en deux compartiments. Dans l'un, se trouve
le médecin vaccinateur; les enfants ou les personnes
à vacciner se tiennent dans l'autre. Les cris, le tumulte,
sont parfaitement évités de la sorte.

Pour les vaccinations et les revaccinations gratuites,
le vaccin animal provenant de l'Institut de Milan est seul
utilisé. Ce vaccin, contenu dans des plumes d'oie, est
rougeâtre, possède une consistance semi-fluide et s'étend
assez facilement. Il est le résultat du grattage de la pus-
tule et contient, par conséquent, la lymphe vaccinale, des
débris étrangers, plus une petite quantité de glycérine,
que l'on y ajoute.

Pour opérer la vaccination, le médecin se sert d'un

scarificateur à trois lames, pratique à un seul bras de légères incisions, en quatre endroits différents, et étend ensuite, à l'aide d'une baguette, le vaccin sur les éraillures qu'il a faites.

Un bulletin de couleur est donné à la mère de l'enfant. Le certificat de vaccine définitif n'est délivré que huit jours après, lorsque le résultat de l'opération a été parfaitement constaté.

C'est une manière détournée de forcer la mère à ramener son enfant et un moyen très bon de constater le résultat de l'opération.

L'office vaccinal communal a effectué, en 1878, 2,268 vaccinations ou revaccinations.

VACCINATIONS ET REVACCINATIONS A L'OFFICE VACCINAL DE BRUXELLES. — Le tableau suivant fait connaître les résultats des revaccinations des élèves des écoles communales qui ont atteint l'âge de dix ans.

STATISTIQUE DES REVACCINATIONS

	NOMBRE	PUSTULATION		RÉSULTAT		SUCCÈS
		légitime	bâtarde	nul.	inc.	p. 100
Garçons..	385	63	107	188	27	16,4
Filles. .	494	80	96	267	43	17,8

En 1880, le même office vaccinal procéda à 3,575 vaccinations gratuites.

663 enfants, âgés de plus de dix ans, furent amenés au Bureau d'hygiène, sous la conduite de leurs instituteurs, pour y être revaccinés.

Voici les résultats de ces opérations consignés dans le tableau suivant :

STATISTIQUE DES REVACCINATIONS

NOMBRE D'ENFANTS	PUSTULATION		
	légit.	bât.	nulle et inc.
77 présentant 1 stigmate. . . .	4	38	35
101 — 2 — . . .	7	52	42
452 — 3 et au-dessus . .	8	247	197
27 sans traces de vaccin antér. .	5	8	14
6 ayant eu la variole.	»	4	2
663	24	349	290

Ces données numériques offrent un intérêt incontestable au point de vue des revaccinations; elles en démontrent la nécessité.

J'ajoute que les médecins du Bureau d'hygiène, tout en ne se servant pas du vaccin en tubes pour les vaccinations gratuites, en font usage dans leur clientèle privée.

En Belgique, la vaccination n'est pas obligatoire. Elle l'est néanmoins d'une façon indirecte par suite de l'exigence rigoureuse du certificat de vaccine.

Impossible de se présenter dans une école primaire, dans une école supérieure, dans une grande administration, etc., sans produire un certificat de vaccine renfermant toutes les indications qu'exige l'hygiène actuelle.

De petites brochures très courtes, très concises, destinées à montrer les bienfaits de la vaccination et les dangers de la variole, sont distribuées aux parents (au moment de la naissance d'un nouveau-né), aux enfants et aux instituteurs.

C'est un excellent moyen de recrutement pour l'office vaccinal.

Non seulement les vaccinations ont lieu dans d'assez bonnes conditions, mais encore les instituteurs conduisent aux revaccinations leurs élèves âgés de dix ans, et cela, sans aucune récrimination de la part des parents.

Au Havre, le fonctionnement est absolument semblable.

VACCINATIONS DU BUREAU D'HYGIÈNE DU HAVRE. — Chaque jour, on vaccine gratuitement à l'hôtel de ville, dans une salle attenant au Bureau d'hygiène. On y fait usage exclusivement du vaccin animal.

Le nombre des vaccinations gratuites exécutées par le Bureau d'hygiène, pendant le 1ᵉʳ semestre 1881, est de 1,249.

Là aussi, pour triompher des fâcheux préjugés, de l'ignorance et de l'incurie des parents, on a distribué gratuitement de petites publications d'instructions populaires sur la vaccine et les précautions à prendre pendant le traitement des varioleux.

Ce que je veux retenir de cette énumération un peu longue du fonctionnement de l'office vaccinal dépendant du Bureau municipal d'hygiène, ce sont les propositions suivantes :

Efforts incessants pour dissiper les préjugés et la routine par la distribution de ces publications populaires ;

Le local bien approprié à la pratique de ces vaccinations ;

Enfin le certificat de vaccine contenant toutes les indications rigoureuses et libellé par l'opérateur lui-même.

COMMISSION PERMANENTE DE VACCINE DE LYON. — A

Lyon, le service des vaccinations gratuites est dirigé actuellement par une Commission choisie dans le sein de la Société de médecine et nommée par elle. Elle porte le nom de Commission permanente de vaccine.

Sans passer en revue son organisation, qui n'aurait que faire en pareille circonstance, je me bornerai à citer les quelques points suivants :

Pour lutter contre l'indifférence et une force d'inertie toujours trop grande, la Commission fait placarder dans chaque commune de grandes affiches accompagnées de commentaires destinés à éclairer le public sur les heureux résultats de la vaccination.

Pour stimuler le zèle des vaccinateurs, elle proclame les noms de ceux qui ont apporté la plus grande activité à ce service et leur décerne des primes, des médailles d'honneur ou des mentions honorables.

Elle fournit à chaque médecin, qui en fait la demande, des tubes de virus-vaccin.

Enfin des tableaux contenant toutes les indications utiles à connaître, des certificats de vaccination imprimés sont mis à la disposition des médecins vaccina - teurs.

Tels sont les moyens employés, soit pour inviter le public à avoir recours à la vaccination, soit pour noter le résultat de cette opération.

Le virus-vaccin employé est le vaccin humain conservé en tubes.

Pour assurer le renouvellement de cette précieuse lymphe, on a recours aux vaccinifères.

On donne une certaine somme aux mères qui veulent qien rapporter leurs enfants.

Grâce à la libéralité plus ou moins grande du Conseil général, un crédit est mis à la disposition du service vaccinal.

Destiné particulièrement à la conservation du vaccin, il permet aux médecins de recueillir la plus grande partie de l'énorme quantité de lymphe vaccinale que produisent les piqures pour en faire bénéficier le service. On vaccine gratuitement à l'hospice de la Charité, au Palais Saint-Pierre, ainsi que dans les cabinets des médecins vaccinateurs de chaque arrondissement.

Voici quelques chiffres que je cite, d'après les mémoires de M. le docteur Perroud, touchant l'état de la variole et de la vaccine à Lyon.

STATISTIQUE DES VACCINATIONS 1878 - 1879. — En 1878, 4,225 vaccinations ont été pratiquées dans le département.

1,350 ont été faites dans la ville de Lyon ; 933 dans les communes rurales de l'arrondissement ; 1,942 dans l'arrondissement de Villefranche.

En 1879, le service vaccinal a opéré 5,027 vaccinations.

1,091 ont été pratiquées à Lyon ; 1,175 dans les différentes communes rurales de l'arrondissement; 2,561 dans l'arrondissement de Villefranche.

Au point de vue de la cueillette et de la distribution des tubes de vaccin, voici les détails que je trouve dans les mêmes rapports.

En 1879, 500 tubes de vaccin ont été recueillis et et distribués : 300 par le service de la Charité, 200 par le service que dirige M. le docteur Bourland-Luster-bourg

500 tubes environ ont été recueillis par les médecins vaccinateurs de la ville et du département.

En 1880, 1,300 tubes ont été distribués par le service de vaccine.

600 tubes ont été fournis par le service de conservation de la Charité.

Celui de la Société de médecine, dirigé par M. le docteur Bourland-Lusterbourg, en a distribué 412.

Tels sont, rapidement esquissés par ces courtes lignes, l'origine, le fonctionnement, le rôle de la Commission permanente de vaccine du département du Rhône. A côté d'elle fonctionne également le service de vaccination de la Société de médecine dirigé par M. le docteur Bourland-Lusterbourg.

On a pu voir, par les quelques citations que j'ai faites plus haut, combien sont grands le zèle et le dévouement apportés à la propagation de la vaccine.

Desiderata. — Examinons maintenant les desiderata.

Je suppose que le projet de loi de M. le docteur Liouville, présenté dernièrement à la Chambre des députés, soit accepté. La vaccination et les revaccinations sont obligatoires. Est il certain que la Commission aurait à la disposition des vaccinateurs assez de tubes-vaccin pour satisfaire aux nombreuses demandes ?

Ici que l'on me permette une petite digression :

Le 11 janvier 1880, 31 varioleux entrent à l'hospice de la Croix-Rousse.

Aussitôt grand émoi dans la ville.

Bien vite, on demande des tubes-vaccin au service de la Charité.

On était au milieu de l'hiver. A cette époque, vaccin

et vaccinifères n'abondaient pas. Il ne fut pas possible de se procurer du vaccin en temps opportun, en quantité suffisante, dès le début de l'épidémie.

A l'heure présente, pareille émotion se produirait, est-il bien certain que nous ne serions point en face d'un embarras semblable ? Pourquoi ne pas imiter nos voisins de Milan, de Bruxelles, de La Haye, du Havre, qui se servent du vaccin animal ? De cette façon, on aurait toujours à sa disposition du vaccin, et on se mettrait à l'abri de l'objection du vaccin syphilitique.

Je ne veux pas aborder, dans cette étude, les discussions passionnées, soulevées à propos du virus vaccinal humain et du vaccin animal. Cette discussion n'aurait que faire dans cette notice générale.

Néanmoins, partisan convaincu de l'excellence du vaccin humain, je crois qu'il serait bon d'avoir recours au vaccin de Milan.

Qui empêcherait également, si les finances de la ville le permettaient, d'avoir un institut vaccinifère, comme cela existe à Paris, à Milan, à La Haye ? Il conviendrait de placer à la tête de ce service un médecin vétérinaire expérimenté pour s'entourer de toutes les conditions désirables de sécurité.

Le local dans lequel on pratiquerait les vaccinations gratuites devrait être, comme à Bruxelle et au Havre, éloigné d'un hospice dans lequel existent des affections contagieuses. Un cabinet pour le médecin vaccinateur et une salle d'attente pour le public constitueraient l'aménagement.

Je résumerai les desiderata de ce service en formulant les propositions suivantes.

Dans le cas de la création d'un Bureau municipal d'hygiène, des vaccinations gratuites auraient lieu tous les jours.

Celles-ci seraient pratiquées dans une pièce du Bureau aménagée à cet effet.

Le vaccin humain et le vaccin animal devraient servir à la pratique de l'inoculation.

Pour constater le résultat de l'opération et forcer la mère à ramener son enfant, un billet de couleur serait d'abord remis à la mère. Huit jours après, et seulement après la constatation de la vaccination et de son résultat, un certificat de vaccine serait délivré.

Ce certificat devrait mentionner la date de l'opération émanant de l'opérateur lui-même, la nature du vaccin, le nombre de pustules, le procédé employé. Pour concourir à la statistique, il conviendrait de remplir très exactement les différentes colonnes du tableau fourni par la Commission de vaccine de Lyon. Là, se trouvent mentionnés la date de la vaccination, les noms et prénoms des vaccinés, l'âge, le domicile, le nombre de piqûres, la date de la deuxième visite, le nombre des pustules développées et enfin les observations particulières. Enfin, pour vaincre l'apathie des parents, en attendant le vote de la loi d'obligation de la vaccination, il serait utile de distribuer aux parents qui viendraient déclarer une naissance dans une mairie, de petites brochures analogues à celles distribuées actuellement au Havre, à Bruxelles.

Un carnet de vaccine devrait être donné aussi en même temps que le carnet de mariage.

Cet office vaccinal municipal concourrait spécialement à la propagation de la vaccination.

Quant à la Commission de vaccine départementale, elle continuerait son service comme par le passé.

Mais, ne l'oublions pas, ce qu'il importe surtout, c'est de posséder toujours du vaccin en quantité suffisante, présentant les meilleures garanties et un bon service pour le fonctionnement de ces dépôts.

Que l'Administration ne recule point devant les dépenses d'argent, se souvenant qu'au nombre des dispositions à prendre pour réduire à son minimum la propagation de la variole, il convient de noter spécialement l'inoculation vaccinale.

VI

INSPECTION DES DENRÉES ALIMENTAIRE

A Lyon, le service d'inspection des denrées alimentaires se compose de :

1 contrôleur.

1 sous-contrôleur.

2 inspecteurs de 1re classe.

3 — de 2e classe.

4 — de 3e classe.

7 — de 4e classe.

Ils sont donc au nombre de 18.

FONCTIONNEMENT DE CE SERVICE. — Le matin, ils visitent les marchés des quais, les halles.

Dans ces inspections, ils passent surtout en revue le gibier, le beurre, le lait, le poisson, les champignons, etc.

Dans la deuxième partie de la journée, ils parcourent les différents quartiers de la ville, se rendent chez les marchands de comestibles, de fruits, exercent un contrôle sur les marchandises avariées, dressent des procès-verbaux, s'il y a lieu, suivant la gravité des cas.

On doit se demander de suite, si ce service fonctionne bien, donne des résultats convenables et si, tout en respectant les justes.intérêts du vendeur, ce personnel est suffisamment capable d'opérer des saisies opportunes destinées à sauvegarder également les justes intérêts de l'acheteur.

Examinons les deux côtés de la question avec toute l'impartialité désirable.

Constatons d'abord que ces inspecteurs et contrôleurs n'ont subi aucune espèce d'examen, pouvant donner la garantie de quelques connaissances générales.

Je ne mets point ici en suspicion leur complète honorabilité et leur bon vouloir. Je sais qu'aucun inspecteur ou contrôleur de marché ne peut obtenir cette place avant d'avoir produit des certificats de bonnes mœurs. Je mets de côté complètement leur honneur et je rends pleine justice à leur bonne volonté.

Cela dit, il n'est pas moins évident qu'un certificat de bonnes mœurs dûment légalisé, n'est point suffisant pour constituer un bon contrôleur.

En de nombreuses circonstances, par exemple pour des pommes tarées, du poisson gâté, etc., il n'est pas besoin de connaissances bien profondes pour reconnaître la mauvaise qualité de cette marchandise.

Mais viennent à se présenter des cas plus difficiles, la question de la dégustation des vins, leur coloration artificielle, la qualité du lait. Voici immédiatement des questions plus complexes, qui nécessitent des connaissances spéciales.

Un examen proportionné au service que l'on exige des contrôleurs devrait donc avoir lieu. Le contrôleur principal aurait ainsi sous la main des aides pouvant lui rendre de réels services et accomplissant avec tact et prudence cet emploi délicat.

La saisie faite, comment s'assurer de la qualité de la marchandise ?

Ici intervient le chimiste expert.

En juin 1880, M. Levaillant, alors secrétaire général pour la police, demanda à la municipalité la nomination d'un chimiste expert appelé à seconder de ses lumières les inspecteurs de marchés et les commissaires de police.

M. le docteur Paul Cazeneuve fut désigné par le Conseil municipal pour remplir ces fonctions. Par arrêté préfectoral du 17 juin 1880, il fut appelé à jouer un rôle actif dans le service de la surveillance.

Les commissaires de police furent chargés d'examiner périodiquement les laits, soit aux portes de la ville, soit dans les laiteries.

Sur les indications de M. le docteur Cazeneuve, chaque inspecteur fut muni d'un lactodensimètre de Quevenne et d'un crémomètre.

Il était permis, grâce à ces instruments, d'avoir des renseignements approximatifs sur la valeur d'un lait.

Le produit saisi était adressé au laboratoire. Là, une analyse confirmait ou infirmait la première appréciation. Sur le rapport, le commissaire dressait procès-verbal.

En juillet 1880, M. Cazeneuve a fait aux commissaires de police, à la Préfecture, une conférence pratique sur le maniement du crémomètre et du lactodensimètre, pour les mettre au courant de l'emploi de ces instruments.

Les inspecteurs des marchés n'ont pas été munis de lactodensimètres.

Les commissaires de police examinent le lait. Ils ne saisissent un vin, une boisson, une denrée que sur l'invitation du parquet. En somme, ils rendent peu de services.

Voici la statistique des analyses faites cette année 1881, au laboratoire, soit sur la demande du public, soit sur les saisies opérées par les inspecteurs des marchés et les commissaires de police.

TABLEAU DES ANALYSES

Laits..	. . .	240	Bons.	60
—	. . .	»	Dénaturés par écrémage..	88
—	. . .	»	Falsifiés..	92
Vins..	. . .	36	Bons..	18
—	. . .	»	Altérés.	6
—	. . .	»	Falsifiés.	12
Beurres. .	. .	34	Bons..	16
—	. . .	»	Altérés..	6
—	. . .	»	Falsifiés.	12
Poivres. .	. .	5	Bons.. . . . . . ,	2
—	. . .	»	Falsifiés.	3
Champignons.	.	13	Bons.	4
—	. . .	»	Vénéneux.	9

Je dois ajouter que le laboratoire actuel de la Faculté est complètement insuffisant, et que, durant deux ans, M. le professeur Lépine a mis gracieusement son laboratoire à la disposition de M. le docteur Cazeneuve. Il y a donc urgence à fonder un laboratoire municipal.

Grâce à ce tableau, que je trouve dans une excellente monographie de M. le docteur Cazeneuve, il est permis de s'assurer de l'existence des falsifications. Elles sont courantes; il est urgent de les combattre. On ne peut pas d'ailleurs conclure de cette statistique au nombre réel des falsifications pratiquées dans notre ville.

Lorsqu'on fera entrer en ligne de compte les nombreuses falsifications des vinaigres, des bières, des jouets d'enfants, des liqueurs, etc., lorsque les analyses seront faites dans de meilleures conditions, on pourra dresser une statistique qui aura une véritable valeur.

Nous sommes en présence d'une lacune qu'il faut combler, et d'une organisation provisoire qui réclame des compléments et des perfectionnements.

Cette lacune a été comblée par la ville de Paris et, à l'étranger, par un grand nombre de villes de l'Angleterre et de l'Allemagne.

LABORATOIRE MUNICIPAL DE PARIS. — A Paris, le laboratoire municipal d'hygiène fut fondé et entra en fonctions au mois d'octobre 1878.

M. Charles Girard fut placé à sa tête.

Ce laboratoire ne servit d'abord qu'à l'administration. Les échantillons des substances à analyser étaient remis par elle au chimiste-expert, ou bien elle les faisait prélever par ses agents chez les débitants contre lesquels une plainte avait été adressée à la Préfecture ou aux commissaires de police. Si la falsification était constatée, la plainte était envoyée au Procureur de la République, qui poursuivait d'office. Le public n'était prévenu qu'après le jugement. Bientôt ce laboratoire fut ouvert au public le 1er mars 1881.

Tout négociant a la faculté de faire vérifier les qualités des marchandises qui lui sont livrées.

Toute personne peut faire analyser les boissons et denrées alimentaires de toute espèce et tous objets quelconques pouvant, par leur usage, intéresser la santé.

Je me contente de citer ces deux seuls articles, renvoyant, pour des questions plus précises, au sujet des recherches, de l'installation, du laboratoire et du mode de fonctionnement à une notice très intéressante publiée dans la *Revue scientifique*, par M. Pabst (n° 7 du 12 février 1881; n° 12 du 17 septembre 1881).

Voici les résultats fournis par ce laboratoire d'expertises :

Le nombre des analyses était de 2,452 en 1879.

Il était de 3,500 en 1880, pour les denrées alimentaires.

Pour les vins, 19,701 ont été soumis à l'expertise, en 1879.

18,982 ont été trouvés bons.

179 ont été trouvés falsifiés.

Je dois ajouter que M. Girard, directeur du laboratoire d'expertises, attira le premier l'attention sur l'emploi des piquettes de raisins secs et de glucose pour le coupage des vins, sur les nombreuses falsifications des sirops, confitures, sur l'examen des cidres et des bières.

FONCTIONNEMENT DE CE SERVICE D'INSPECTION EN ANGLETERRE ET EN ALLEMAGNE. — Si nous ne sommes point suffisamment convaincus de l'utilité de la création d'un laboratoire municipal, n'avons-nous pas l'exemple de l'Angleterre et de l'Allemagne pour nous y inviter?

Depuis longtemps, nos voisins d'outre-Manche ont

établi un contrôle actif. Les principes qui les dirigent sont les suivants :

Charger quelqu'un de rechercher la fraude pour la découvrir.

La fraude trouvée, recourir à un chimiste pour analyser les substances suspectées. Le public a toujours le droit de faire sa police lui-même.

Plus de quatre-vingts laboratoires sont disséminés dans les diverses villes de l'Angleterre.

L'expert *(public analyst)* est un fonctionnaire nommé par le Conseil municipal *(local Board)*. Il reçoit les échantillons, sans aucune indication du lieu de provenance.

S'il y a falsification, c'est l'inspecteur qui poursuit.

En 1879, vingt mille analyses ont été faites ; dix-neuf commerçants ont exigé une contre-expertise.

Les procédés d'examen sont uniformes.

La composition des denrées alimentaires considérées comme pures l'est aussi.

Cette institution des *public analysts*, qui date de 1872, a exercé une grande action moralisatrice.

La première année, la moyenne des produits reconnus falsifiés, comparée au chiffre total des expertises, était de 26 0/0.

En 1880, elle était tombée à 17,47 0/0. (Docteur Hogg, *in Revue d'hygiène*, p. 431.)

En résumé, la loi anglaise établit un moyen rapide et sûr de trouver les falsificateurs et les punit sévèrement. La loi allemande est à peu près semblable à la loi anglaise.

Conclusion. — Laissant de côté l'examen plus approfondi de toutes ces législations étrangères, nous arrivons à la conclusion suivante : c'est que la fondation d'un laboratoire municipal d'expertises rendrait de grands services à la ville de Lyon.

On pourrait, dans ces conditions, prendre comme modèle le fonctionnement du laboratoire de Paris, qui a déjà fait ses preuves et donné de bons résultats.

PLAN GÉNÉRAL D'ORGANISATION D'UN LABORATOIRE MUNICIPAL. — Les personnes chargées de rechercher la fraude seraient les commissaires de police, les experts inspecteurs des marchés.

On exigerait des experts inspecteurs certaines connaissances générales. Un examen, ultérieurement déterminé, devrait avoir lieu.

Le rôle des commissaires de police consisterait à examiner périodiquement les laits, à accompagner les experts inspecteurs dans les boutiques, à recevoir les réclamations du public, les échantillons des substances à analyser et à les transmettre au laboratoire municipal.

Les experts inspecteurs visiteraient les boutiques.

Les inspecteurs des marchés s'occuperaient de la police des marchés ; ils inspecteraient les laits, le beurre et les grosses denrées.

Le public ferait sa police lui-même et s'adresserait soit aux commissaires de police soit au laboratoire municipal. Les analyses, seraient payées suivant un tarif spécial. Les analyses constatant les falsifications des produits, seraient gratuites. Ce serait une prime dont jouirait le public pour la recherche des produits falsifiés (docteur Cazeneuve).

Le laboratoire se chargerait des analyses des substances suspectées.

Le plan de mon travail ne me permet pas d'aborder tous les détails de cette organisation. Je laisse ce soin à de plus compétents que moi. Mon unique désir est d'appeler l'attention sur une création utile, bien persuadé que le public y trouvera son compte et qu'en faisant lui-même sa police sanitaire, il saura mieux se garantir de la fraude que ne pourrait le faire l'administration la mieux organisée.

VII

INSPECTION DES VIANDES

Grâce au zèle de M. le docteur Gailleton, ce service très important de l'inspection des viandes a été fondé à Lyon, le 4 octobre 1879.

Ce service fonctionne donc depuis deux ans. Les résultats acquis sont considérables, et déjà très importants.

FONCTIONNEMENT. — Un inspecteur vétérinaire principal nommé au concours, quatre inspecteurs vétérinaires, un secrétaire et six contrôleurs composent actuellement ce service.

Ces contrôleurs n'ont pas, il est vrai, subi un examen spécial ; mais, comme ils sont tous bouchers ou charcutiers de profession, ils sont à même de rendre les services qui leur sont demandés et de faire les saisies, de telle façon que les intérêts des particuliers ne soient nullement lésés.

C'est, en effet, une question très délicate.

En sauvegardant les intérêts généraux, en opérant les saisies d'une façon malencontreuse, on s'expose à froisser le vendeur. Il faut éviter cela autant que possible.

La manière de procéder est assez simple ; je vais l'exposer en quelques mots.

Le matin, un contrôleur se tient à la gare de la Mouche pour visiter sur place les salaisons arrivées en ville et prélever les échantillons, qui sont examinés au microscope.

Un autre est détaché à la gare de marchandises de Vaise pour le même service.

Un troisième est retenu à la halle des Cordeliers pour l'examen des viandes foraines.

Un quatrième est employé au marché aux bestiaux, quatre jours par semaine, pour le tirage au sort des places et la surveillance des marchés.

Le soir, à partir de deux heures, les contrôleurs sont employés aux abattoirs de la manière suivante : un à l'a-battoir des chevaux, deux à celui de Perrache, trois à celui de Vaise.

Le travail se fait dans les abattoirs, comme par le passé. Mais, les viandes n'en peuvent sortir pour être livrées à la consommation, qu'après avoir été visitées et estampillées.

Toutes les barrières de l'octroi sont ouvertes aux approvisionnements en viandes foraines. Néanmoins ces viandes dont la qualité n'avait jamais été l'objet d'aucune vérification sont présentées à l'inspection en quantités considérables.

Voici l'état récapitulatif des viandes foraines inspectées en 1880 :

Viandes fraîches. . . . .   898,776 kil.
Salaisons. . . . .   674,257 —

                    TOTAL GÉNÉRAL. . . 1,573,033 kil.

Je place ici également le tableau indiquant le nombre des animaux abattus dans les abattoirs de Vaise et de Perrache, pendant l'année 1880.

Bœufs. 35,585
Vaches. 11,860
Veaux. 75,113

Tous ces animaux ont été examinés avant et après l'abatage.

De plus, toute salaison provenant de l'extérieur est arrêtée. On prélève sur chaque morceau un échantillon moyen, qui est envoyé à M. l'inspecteur principal. Si l'examen donne un résultat négatif, la vente de ces produits est permise. Dans le cas contraire, la saisie est faite immédiatement.

A partir de midi, les agents contrôleurs préposés aux marchés et aux abattoirs font des visites chez les bouchers et les charcutiers suspects et font des prélèvements, lorsque cela est nécessaire.

Ce service d'inspection institué depuis très peu de temps a donné de beaux résultats. Je me permettrai de rappeler le résumé des opérations, qui ont été faites durant l'année 1880.

Voici la récapitulation des saisies faites non seulement dans les abattoirs, mais encore sur les marchés, dans les boutiques, en un mot, dans les différents milieux où le contrôle de l'inspection doit s'exercer.

STATISTIQUE DES SAISIES OPÉRÉES

Bœufs, Vaches.	$82 \frac{1}{2}$
Chevaux.	41
Veaux.	17
Moutons.	128
Agneaux.	7
Porcs.	64
Chèvres..	125
Chevreaux..	538
Abats, foies, poumons.	5,915
TOTAL EN POIDS.	63,836 kil.
Viandes dépecées fraîches.	2,562 kil.
Viandes salées.	3,991 kil.
Morts-nés trouvés dans les abattoirs..	2,761 kil.

Les altérations observées ont été très variables : parasites, tuberculose, farcin, morve du cheval, la ladrerie et trichinose du porc, la septicémie, la décomposition morbide, telles ont été les principales altérations soumises à l'observation.

Je dois rappeler ici que, grâce à l'intelligence et à l'activité de M. l'inspecteur principal Leclerc, nous avons été délivrés peut-être d'une épidémie de trichinose. Cinquante caisses contenant des bandes de lard trichinisé furent saisies.

Je n'ai pas à discuter ici la question de l'exagération du danger, ainsi que l'ont prétendu M. Davaine et bien d'autres encore (expériences récentes de M. Vallin et de M. Perroncito). Qu'il me suffise de dire que cette découverte donna l'éveil et appela l'attention sur la présence de la trichine.

On vérifia, en effet, sa présence au Havre, à Paris. M. Laboulbène la découvrit dans de la viande saisie au Bureau des Batignolles et communiqua à l'Académie de médecine l'observation d'une épidémie de trichinose observée à Crépy-en-Valois, le 15 février 1881.

En résumé, on peut dire avec une légitime satisfaction que l'organisation rationnelle de l'inspection des viandes existe à Lyon d'une façon très satisfaisante. Plusieurs villes, notamment le Havre, Besançon, Saint-Étienne ont pris modèle sur l'organisation actuelle de la ville de Lyon.

Le maire de Lille, M. Géry-Legrand a pris un arrêté visant la réorganisation du service de la vérification des viandes et denrées alimentaires.

Par cet arrêté du 14 mai 1881, approuvé le 3 juin 1881, des dispositions générales sont prises au sujet des denrées alimentaires exposées en vente, etc. Le fonctionnement de ce nouveau service se fait actuellement d'une façon très régulière.

DESIDERATA DE CE SERVICE. — Quels sont les desiderata de ce service?

Un local plus convenable, plus spacieux, servant de laboratoire, serait absolument nécessaire.

En second lieu, la création d'un sous-inspecteur laissant un peu plus de liberté à l'inspecteur principal et d'un personnel plus nombreux compléterait ce service.

Le laboratoire, situé rue Centrale dans une maison à

accès difficile et aux escaliers tortueux, est d'une exiguïté trop grande.

Deux chaises, un mauvais fauteuil, une table, une modique armoire constituent à peu près le mobilier. Jusque-là le mal n'est point trop grand.

Il le devient, lorsqu'on examine la petitesse de l'appartement. On se trouve dans l'impossibilité de faire quelques recherches sérieuses. On se demande de quelle façon on se retournerait. Les appareils, les boîtes à réactif, les microscopes sont assez nombreux pour l'usage courant. Il faudrait un peu plus d'espace pour se livrer à quelques expériences de laboratoire, qui seraient du plus grand intérêt.

Un sous-inspecteur, ai-je dit, ne serait point de trop. En effet, un cas difficile se présente-t-il, soit aux marchés, soit dans la ville? Immédiatement l'inspecteur principal est mandé et se rend à l'endroit où le différend doit être tranché. Le matin, il se rend aux Halles centrales.

Le sous-inspecteur ferait le service extérieur. L'inspecteur se livrerait au travail du laboratoire et pourrait atteindre un but très utile.

Enfin deux agents contrôleurs seraient nécessaires pour le service de la ville.

En finissant, je dois adresser les remercîments les plus sincères à M. l'inspecteur principal Leclerc, qui m'a fourni les renseignements les plus précieux. Sans lui, il m'aurait été impossible de me guider dans une question, pour laquelle je n'étais nullement préparé.

VIII

NÉCESSITÉ DE LA CRÉATION D'UN BUREAU DE STATISTIQUE A LYON

Dans un numéro du *Lyon-Médical*, du 27 novembre 1881, M. le docteur J. Teissier faisait paraître un mémoire très intéressant, concernant les maladies régnantes des deux premiers trimestres de l'année 1881.

Après avoir exposé d'une façon très concise le but vers lequel devait tendre la médecine actuelle, l'ignorance dans laquelle nous nous trouvions au sujet de l'influence de l'atmosphère et des milieux sur la production et la marche des maladies, il constatait avec peine que la statistique moderne n'existait pas à Lyon.

ÉTAT DE LA STATISTIQUE A LYON. — Il y a bien quelque rudiment de statistique actuellement, mais tous cela est fort incomplet.

Chaque semaine, en effet, on trouve à la dernière page du *Lyon-Médical* une courte notice dans laquelle se trouvent les observations météorologiques données par l'Observatoire la nomenclature des maladies régnantes ainsi que le nombre des morts et les noms des affections auxquelles ils ont succombé.

Je dois citer également les mémoires très bien exposés qui paraissent tous les trois mois dans le même journal, mémoires dans lesquels sont notées avec soin les diverses affections chirurgicales et médicales qui ont duré pendant ce laps de temps.

C'est un rapport de la mortalité qui porte simplement

sur les malades des hôpitaux, et non sur la mortalité et la morbidité de la ville de Lyon.

Un tableau d'ensemble faisant connaître toutes les maladies aiguës, leur répartition dans les divers quartiers de la cité; la marche des épidémies, des affections contagieuses et infectieuses, quand ces maladies se présentent sous cette forme, ce tableau, dis-je, qui serait d'un grand intérêt, est inconnu.

C'est cependant avec cette méthode et ces procédés rigoureux d'observation, que l'on arriverait à la découverte des lois qui régissent l'apparition et la diffusion des maladies épidémiques, et par cela même à la connaissance des moyens les plus propres à les combattre (J. Teissier).

Nombreux desiderata. — Il y a donc une lacune à combler. Car si une bonne statistique des décès offre un grand intérêt scientifique, des graphiques de la morbidité seraient d'un intérêt bien plus immédiat et d'une importance pratique autrement considérable.

Ces renseignements constitueraient la base nécessaire des mesures préventives, qui pourraient empêcher et limiter la transmission des maladies contagieuses. Cette nécessité étant admise, voyons les mesures principales qui ont été prises soit en France soit à l'étranger.

De la statistique a Paris. — *Création d'un service de statistique municipale.* — A Paris, cet appel fut entendu. Le Conseil municipal comprit quels immenses services rendrait un Bureau de statistique arrivant à nous donner hebdomadairement non seulement le graphique de la mortalité, mais encore le graphique de la morbidité (G. Lagneau).

Aussi, s'empressa-t-il de procéder à la création de ce

service, qui fut confié au docteur Bertillon. Cette création remonte au mois de février 1877.

Chaque semaine ce savant statisticien publie un bulletin dans lequel se trouvent consignés des renseignements précieux, le mouvement de la population, au point de vue des naissances et des décès, la mention des principales maladies épidémiques, les noms des arrondissements le plus directement frappés, etc.

Tous ces renseignements utiles à connaître se trouvent consignés dans ce bulletin hebdomadaire.

De plus, le service de la statistique municipale a réuni tous les documents concernant la ville de Paris pour l'année 1880 et les a publiés sous le titre d'*Annuaire du service de la statistique municipale de la ville de Paris, pour l'année* 1880.

Cet annuaire résume et coordonne tous les documents paraissant dans le bulletin hebdomadaire et contient des renseignements sur le milieu naturel ou physique, l'état et les mouvements des personnes, etc.

Enfin, à cet annuaire sont annexées trois cartes représentant le plan de Paris par arrondissements, par quartiers et par rues. On peut voir facilement sur chacune d'elles, les foyers de prédilection de la fièvre typhoïde, de la variole et de la diphtérie. Chose curieuse à noter, dans les mêmes quartiers et les mêmes rues résident ces trois sortes d'affections contagieuses en plus grand nombre.

A Bruxelles et au Havre, c'est exactement le même esprit, qui a présidé au fonctionnement du Bureau de statistique.

Moyens d'information et fonctionnement. — La ville

du Havre a copié Bruxelles. Au Havre, les six médecins, qui composent le Bureau municipal d'hygiène, concourent à la rédaction de la statistique municipale. En outre, les directeurs des hôpitaux, les médecins traitants, sont invités par une circulaire de la mairie à indiquer, sur un bulletin imprimé, les principales maladies épidémiques transmissibles, variole, scarlatine, rougeole, etc

Ces bulletins facultatifs, dont les médecins praticiens doivent reconnaître l'importance, mentionnent également les causes probables de ces maladies, les mesures d'hygiène prophylactiques prescrites et exécutées par les familles, ou qui doivent être exécutées par la municipalité, si les malades appartiennent à la classe pauvre.

Tous ces rapports, certificats rédigés par ces médecins, tous ces documents statistiques sont adressés au Bureau d'hygiène, coordonnés, inscrits sur des registres et mis en œuvre par M. le directeur de ce bureau. Chaque semaine, on publie un bulletin détaillé de statistique.

Chaque certificat de constatation de décès permet de recueillir d'utiles renseignements. Au lieu du certificat banal, délivré ordinairement, sur lequel on inscrit simplement le nom de la maladie, celui-ci contient des indications d'âge, d'antécédents antérieurs, de maladies passées, de durée de la maladie actuelle, de milieu, etc., toutes choses très utiles à connaître.

De même les certificats de décès d'enfants permettent de recueillir de précieux renseignements, en mentionnant les conditions d'âge, d'allaitement, d'alimentation et d'habitation.

On comprend que cette enquête, s'étendant à tous les enfants vivants, permette de déterminer leur mortalité proportionnelle. Le degré de consanguinité des parents, les influences héréditaires sont également indiquées sur le certificat mortuaire de l'enfant.

Tous ces renseignements concourent à former des tableaux statistiques des causes de décès publiés chaque année.

L'annuaire démographique de la ville de Bruxelles, rédigé avec tant de talent par M. le docteur Janssens, contient une habile disposition de tableaux indiquant les corrélations constatées entre le nombre des décès et les principales circonstances météorologiques de chaque jour de l'année, et bien d'autres indications qu'il serait fastidieux d'énumérer ici.

C'est un type classique; car on peut lire ces graphiques d'un coup d'œil ou en approfondir les détails d'une façon rigoureuse.

Ce modèle a d'ailleurs été adopté pour la statistique des villes du Havre et de Nancy. Nous trouvons également un plan de la ville, ou chaque maison a sa place. La maison contaminée par une affection contagieuse est marquée avec une épingle, dont la tête coloriée indique par sa couleur la nature de la maladie.

En présence de toutes ces heureuses modifications apportées dans la réforme de la statistique, nous devons nous demander s'il ne serait pas urgent de procéder sans plus de retard à la fondation d'un Bureau de statistique.

DE LA NÉCESSITÉ DE FONDER UN BUREAU DE STATISTIQUE A LYON. — Déjà quelques essais ont été tentés pour nous relever de cet état d'infériorité.

M. Bertrand, dans le Bureau municipal de M. Vidès, travaille depuis trois mois à l'établissement de tableaux, qui nous feront connaître, au point de vue de la démographie et de la statistique de la mortalité, des détails très intéressants.

Voici, en abrégé, l'exposé rapide de ces divers tableaux.

Dans le bulletin relatif à la démographie, seront consignés tous les faits relatifs : 1° aux naissances; 2° aux mariages, avec tous les commentaires habituels.

Dans le second bulletin, toutes les indications relatives à la météorologie et à la mortalité se trouveront réunies.

A la statistique de la mortalité sera annexé un plan de Lyon indiquant les arrondissements où seront survenus les décès par maladies zymotiques. Dans chaque arrondissement, des chiffres seront exposés; et par convention, les chiffres qui suivront les initiales indiqueront le nombre des décès; les chiffres entourés indiqueront les décès survenus dans les hospices. Tous ces différents tableaux seront réunis en un seul et formeront le bulletin mensuel de statistique municipale.

M. le docteur Joseph Teissier se propose également de publier prochainement un rapport trimestriel contenant trois tableaux.

Le premier serait relatif au mouvement hebdomadaire de la mortalité dans notre ville pour les principales maladies régnantes.

Le second présenterait le mouvement de la morbidité pour les mêmes maladies. Enfin un plan de Lyon serait joint à ces deux tableaux.

On voit que la pensée heureuse qui a inspiré M. le docteur Teissier est semblable à celle qui a déjà produit de si beaux résultats.

Ceci dit, comment arriver à dresser de bonnes tables de la mortalité et de la morbidité?

Pour la mortalité, il convient d'avoir recours à des certificats bien détaillés et remplis convenablement. Il est nécessaire d'avoir un type unique, uniforme, comme cela existe d'ailleurs à Paris, au Havre, etc. Pour les tableaux de la morbidité, la question devient plus difficile.

Là il s'agit de faire appel à l'Administration des hôpitaux, aux inspecteurs des écoles, aux médecins des grandes Administrations, des Lycées, des Bureaux de bienfaisance. Il faudrait enfin obtenir de l'Administration centrale d'en appeler à la bonne volonté des médecins de la ville.

Il y a, il ne faut point se le dissimuler, des difficultés immenses à vaincre de ce côté.

Enfin, à la tête, il conviendrait de placer un médecin dirigeant ce service et ayant sous ses ordres un employé pour suivre ses indications.

Espérons que, dans peu de temps, Lyon n'aura rien à envier aux différentes villes qui l'ont précédée dans cette voie.

IX

NÉCESSITÉ DE LA CRÉATION D'UN DÉPOT MORTUAIRE

OBITOIRE DE BRUXELLES.—Le 25 janvier 1882, j'eus l'occasion de me rendre à Bruxelles pour étudier l'organisation et le fonctionnement du Bureau municipal d'hygiène de cette ville

J'en profitai pour visiter l'obitoire ou dépôt mortuaire.

Celui-ci est établi dans la sacristie de l'ancienne église Sainte-Catherine. Après avoir traversé une cour et un jardinet, je m'engageai dans un couloir couvert, qui donne accès au dépôt mortuaire. La salle est subdivisée, dans le sens de sa longueur, en compartiments disposés pour recevoir huit cadavres d'adultes et sept d'enfants. Des cloisons en bois, de hauteur différente, séparent ces compartiments.

Les cloisons sont ouvertes à la partie inférieure et fixées à une certaine distance des murs, de manière à faciliter la circulation de l'air autour des lits.

Une mosaïque italienne recouvre le sol et constitue une surface unie qui facilite l'écoulement des eaux de lavage.

Pour constituer une bonne aération, des prises d'air sont pratiquées sous les quatre fenêtres de la façade principale. Toutes les fenêtres sont pourvues de châssis ventilateurs à leur partie supérieure.

Le nettoyage se fait rapidement à l'aide d'un tuyau élastique muni d'une lance, et adapté à un robinet des eaux de la ville.

Au centre, un appareil de chauffage avec enveloppe en tôle permet de chauffer la salle, tout en renouvelant l'air.

A côté de cette salle se trouve un cabinet-annexe, dans lequel se trouvent de vastes armoires contenant le linge et les couvertures convenables, puis un registre sur lequel sont inscrits les noms des morts avec diverses indications.

Au point de vue de l'aménagement, cet obitoire m'a

paru réunir toutes les bonnes conditions hygiéniques désirables. Cet obitoire ne reçoit pas les cadavres de personnes mortes d'affections contagieuses.

Prochainement, un second dépôt mortuaire sera ouvert au cimetière d'Evère et utilisé pour les cas de décès par maladies infectieuses.

NÉCESSITÉ DE LA CRÉATION D'UN OBITOIRE A LYON. — A Lyon, l'obitoire n'existe pas. Cependant, s'il est une création utile, ce serait bien certainement celle d'un dépôt pour les morts, comme l'avait déjà imaginé Thierry, en 1875.

Thierry, examinant la triste situation d'un grand nombre de familles pauvres et nombreuses, obligées de vivre réunies sous le même toit, dans une même chambre, comprit la nécessité de séparer les membres de la famille du mort en créant des obitoires ou dépôts mortuaires.

Au nom de l'hygiène, de la morale et de la philanthropie, cette création serait vivement à désirer.

Qu'une personne étrangère, ou même de la localité s'affaisse subitement dans la rue ou se suicide? Elle est transportée immédiatement à la Morgue, si son idendité n'est point établie.

Tout en admettant qu'il est bon de débarrasser les vivants des morts, il faut convenir que rentrer dans cette sinistre morgue est une chose pénible pour la famille venant constater l'identité du mort.

Représentons-nous, et ce n'est pas chose rare, un pauvre ménage composé de quatre personnes. Un décès se produit ; une seule chambre existe. Voici la famille obligée de passer vingt-quatre heures avec le mourant étendu sur un lit.

Nous croyons superflu d'insister sur les considérations d'ordre à la fois physique et moral, qui s'opposent à ce qu'un cadavre séjourne pendant un temps assez long dans une chambre parfois trop exiguë, occupée par toute une famille.

Comme l'a si bien démontré, M. le professeur Lacassagne, dans un rapport présenté au Conseil municipal au sujet de la création d'un obitoire et d'une morgue, un pareil établissement serait nécessaire au triple point de vue de la certitude de la mort, de la nécessité de l'hygiène générale et comme mesure d'administration municipale.

N'avons-nous pas d'ailleurs, pour nous engager à mettre cette idée à réalisation, l'exemple des autres villes étrangères ? Depuis longtemps, elles ont compris la nécessité de pareils dépôts pour les morts.

Qu'il me suffise de citer quelques-unes d'entre elles ? Les énoncer toutes serait un travail trop long et fastidieux.

Hufeland fit établir un obitoire à Weimar, en 1791.

Cet exemple ne tarda pas à être suivi par Berlin, par Mayence, en 1803, par Munich, en 1818, etc.

De là, le mouvement se répandit dans les pays voisins. Christiana, Amsterdam furent dotées de ces dépôts.

A Paris, un rapport présenté au Conseil municipal par MM. Lafollye et le docteur Napias fut favorablement accueilli. Dernièrement les conclusions du rapport de M. Lamouroux ont été adoptées.

Je dois dire, en passant, que les discussions engagées à ce sujet sont extrêmement vives. Le débat roule sur deux points principaux : L'emplacement de ces dépôts doit-il être choisi dans l'intérieur de la ville ou dans les cimetières? Une personne qui a succombé à une affection contagieuse grave doit-elle être inhumée, avant l'expiration du délai légal, après la constatation du décès par le médecin de l'état civil ou bien transportée à l'obitoire (en admettant que la personne se trouve dans le cas cité par M. Kœchlin Schwartz) ?

Sans entrer dans la discussion de ces diverses difficultés soulevées par les médecins inspecteurs de Paris, et tout en réservant cette grosse question des affections contagieuses, je conclurai néanmoins à l'utilité de la création d'un dépôt mortuaire pour Lyon. Pour tous les détails d'installation dans lesquels je ne veux nullement pénétrer, je renverrai au Mémoire si complet du docteur Lacassagne, que j'ai déjà cité.

Et je reste bien persuadé que cette maison mortuaire rendrait de grands services, sinon pour la certitude complète de la mort, tout au moins pour les personnes victimes d'accidents et les pauvres mourants destinés à rester de longues heures, dans une chambre unique, au milieu d'une nombreuse famille.

Toutes les convenances seraient d'ailleurs parfaitement respectées.

Chaque mourant se trouverait dans une salle séparée, pour éviter la promiscuité de la douleur. Les membres de la famille pourraient, grâce à un bon aménagement, rester auprès de leur mort.

Espérons que la pensée vraiment humanitaire de Thierry ne tardera pas à se réaliser à Lyon.

X

INSPECTION VÉTÉRINAIRE

Dans la séance du 9 juillet 1881, le Sénat a adopté la loi sur la police sanitaire des animaux.

Cette loi, qui a quarante et un articles, comprend des dispositions relatives aux maladies contagieuses (peste bovine, péripneumonie contagieuse, clavelée et gale, fièvre aphteuse, morve, farcin, rage et charbon) et aux mesures sanitaires qui leur sont applicables.

Elle s'occupe également des indemnités dues dans certains cas aux propriétaires des animaux dont l'abatage a été ordonné, de l'importation et de l'exportation des animaux, des pénalités très sévères encourues pour les contraventions à la loi.

Parmi toutes ces dispositions générales, quelques-unes nous intéressent d'une façon particulière, savoir : la recherche et l'abatage de tout animal capable de communiquer à l'homme une affection contagieuse ou transmissible, ainsi que la protection de la vie des animaux contre ces mêmes maladies contagieuses.

Le bénéfice énorme de cette loi étant admis, immédiatement se présente la question suivante :

Comment s'exercera la surveillance de ce service, qui doit s'étendre sur tous les animaux domestiques, en raison des maladies contagieuses ou infectieuses dont ils peuvent être affectés ?

La réponse à cette question n'a pas encore été faite d'une façon précise.

Des discussions très vives sont engagées en ce moment, non seulement à Lyon, mais encore à Paris. On peut dire avec vérité : *Adhuc sub judice lis est.*

Conserverons-nous à Lyon notre organisation actuelle d'inspection sanitaire? Je me trouve dans l'impossibilité de rien dire de certain à cet égard, en face des propositions très diverses qui ont cours en ce moment.

Avant la promulgation de la loi à laquelle je faisais allusion, le service sanitaire vétérinaire départemental était organisé de la façon suivante :

Le département était divisé en douze circonscriptions.

A la tête de chacune d'elles, se trouvait un médecin vétérinaire cantonal.

A Lyon, un vétérinaire ne faisant point de clientèle était à la tête de ce service spécial.

Un cas d'épizootie se présentait-il dans le département, immédiatement le médecin vétérinaire inspecteur était mandé et prononçait sur le cas soumis à son examen.

Le fonctionnement du service actuel persistera-t-il?

Telle est la question posée à l'heure présente.

Les inspecteurs seront-ils maintenus?

Les vétérinaires, nommés spécialement par le Préfet, pourront-ils faire de la clientèle?

Quel sera le nombre des vétérinaires sanitaires ?

Voilà tout autant de questions, sur lesquelles je me déclare complètement incompétent.

Qu'il me soit permis, en finissant ce court aperçu, de formuler, tout profane que je suis en pareille occasion, de simples vœux.

Le maintien des inspecteurs non vétérinaires pourrait être accepté. Ceux-ci pourraient rendre de grands services en faisant les statistiques des chevaux, des loueurs, des camionneurs, des gravatiers ; en visitant les vacheries pour découvrir les animaux malades et les signaler aux vétérinaires. Il serait convenable d'avoir un chef du service vétérinaire auquel il serait interdit de faire de la clientèle, moyennant un traitement convenable.

Celui-ci jouerait un certain rôle dans la constitution du Bureau d'hygiène.

CHAPITRE III

PLAN GÉNÉRAL D'ORGANISATION D'UN BUREAU D'HYGIÈNE A LYON

J'ai essayé de montrer, dans le chapitre précédent les desiderata de notre service de médecine publique Tout en rendant justice à la bonne volonté et au savoir des médecins, qui concourent à cette œuvre éminemment utile, j'ai dû constater l'existence de nombreuses lacunes dans notre service d'hygiène municipale.

Quels remèdes apporterons-nous à l'état actuel ? A quelles solutions nous rattacherons-nous pour combler ces nombreux desiderata ? Tel est le problème qu'il nous reste à résoudre.

Devons-nous imiter la ville de Lille, qui, tout en laissant au Conseil d'hygiène le soin de veiller aux intérêts et au bon fonctionnement de l'hygiène de la Cité, se contente de remédier au plus pressé en donnant une extension plus considérable à certaines Commissions, à celle des logements insalubres, par exemple ?

Faut-il prendre modèle sur Paris, qui possède seulement deux institutions d'un Bureau de santé, le service de la statistique municipale et un laboratoire municipal? Ou bien devons-nous aborder de suite la question de l'établissement d'un Bureau d'hygiène complet, semblable à ceux qui fonctionnent actuellement à Turin, à Bruxelles, au Havre, à Nancy, etc.

Telles sont, en résumé, les trois solutions qui s'offrent à nous pour résoudre le problème énoncé.

J'écarte de suite la première solution. Je n'accepterais celle-ci qu'aux trois conditions suivantes : augmentation du nombre des membres du Conseil d'hygiène, révision de la loi qui rendrait aux Conseils d'hygiène un véritable droit d'initiative, enfin allocation assez considérable, qui permettrait aux membres de ce conseil de consacrer une grande partie de leur temps et de leur activité à l'accomplissement de cette tâche.

Si ces trois desiderata étaient obtenus, on pourrait, j'en conviens, arriver à modifier l'état actuel et à imprimer au service d'hygiène de la ville une direction uniforme qui donnerait d'excellents résultats.

Trente membres devraient composer ce Conseil. Quinze d'entre eux s'occuperaient spécialement de l'hygiène de la cité et se partageraient cette besogne immense.

A leur tête serait placé un président, qui dirigerait les travaux. Toutes les questions seraient sérieusement mises à l'étude et deviendraient le sujet d'une discussion approfondie. Ce serait un véritable corps consultatif prenant en même temps l'initiative, toutes les fois qu'il le croirait convenable dans l'intérêt de la santé publique.

Les délibérations seraient soumises au contrôle du

Conseil municipal, qui serait chargé, après discussion et examen, d'en faire assurer l'exécution. Les membres de ce Conseil devraient en même temps veiller eux-mêmes à la bonne exécution des mesures jugées convenables.

Ces quelques lignes constituent une esquisse grossière. Ce sont de simples jalons destinés à montrer le but vers lequel on devrait tendre.

Comme, à l'heure actuelle, malgré les revendications fort légitimes des Conseils d'hygiène, la révision de cette loi n'est pas encore faite et pas même proposée, et comme il est juste de respecter les lois existantes, nous devons écarter cette première solution.

La seconde, qui nous est offerte par la ville de Paris, constitue un système hybride d'organisation de service d'hygiène municipale.

Là, il faut l'avouer, les difficultés sont considérables. Je ne puis que parler incidemment de toutes ces questions épineuses. Néanmoins je devais les mentionner. J'écarterai cette seconde solution. A tant faire, ne vaut-il pas mieux aborder résolument la troisième solution, qui consisterait à doter Lyon d'un véritable Bureau d'hygiène?

Examinons donc l'établissement, les attributions et le fonctionnement de ce service municipal, et efforçons-nous de tracer un plan général d'un Bureau de santé pour la ville de Lyon.

Nous prendrons comme modèles ceux du Havre et de Turin.

Fonctionnement du Bureau d'hygiène du Havre. — Le Bureau d'hygiène du Havre est placé sous la direc-

tion d'une Commission consultative présidée par le Maire
ou un adjoint désigné par lui.

Cette Commission renouvelée tous les trois ans est composée de huit membres. Quatre de ses membres sont élus
par le corps médical et pris dans son sein; les autres
par le Conseil municipal et pris soit dans le Conseil, soit
en dehors de lui.

Cette Commission a pour mission d'examiner toutes
les questions du ressort du Bureau d'hygiène, de recevoir
toutes les réclamations et d'entendre les rapports des médecins délégués. Elle surveille également l'établissement
de toutes les statistiques concernant la santé publique,
propose, en cas d'épidémie, toutes les mesures nécessaires pour en arrêter la propagation, enfin donne son
avis à l'Administration sur tous les projets où l'hygiène
municipale serait intéressée.

Six médecins sont attachés au Bureau d'hygiène. Il y
en a un pour chaque demi-canton.

Chacun d'eux, dans sa circonscription respective, est
chargé, comme délégué de l'officier de l'état-civil, de
constater les naissances et les décès, de visiter les écoles
et salles d'asiles communales, de faire des vaccinations
gratuites, de signaler les cas de maladies épidémiques ou
transmissibles, de renseigner l'Administration sur les
habitations, lieux et voies, qui présenteraient de mauvaises conditions de salubrité, etc.

Un directeur est placé à la tête du Bureau. Son rôle
consiste à proposer à l'Administration les mesures qu'il
juge nécessaires et à recueillir toutes les informations
que lui transmettent ses précieux collaborateurs.

L'Autorité municipale est tenue fidèlement au courant

de toutes les mesures proposées. Dans certains cas difficiles, la Commission consultative est saisie d'un certain
nombre d'affaires.

L'autorité municipale est chargée de l'exécution des
mesures prises. De leur côté, les médecins du Bureau et
au besoin le directeur lui-même en constatent et en sur-
veillent la fidèle exécution.

Le Bureau d'hygiène se trouve à l'hôtel de ville. Il se
compose de trois pièces. Deux servent au chef du Bureau
et à deux employés; une troisième, au service des
vaccinations gratuites.

Pour être complet, je dois ajouter que depuis peu de
temps des services nouveaux ont été adjoints au Bureau
d'hygiène, savoir : la Commission des logements insalubres, la surveillance des denrées alimentaires et la
protection des enfants du premier âge et des enfants as-
sistés.

Il n'y a pas de laboratoire municipal. Un chimiste, payé
par la ville, est chargé des expertises.

A quelque différence près, le Bureau d'hygiène de
Bruxelles fonctionne de la même façon; c'est d'ailleurs
Bruxelles qui a servi de modèle au Havre.

Fonctionnement du Bureau d'hygiène de Turin. —
Le premier Bureau d'hygiène et le plus complet de tous
est celui de Turin.

A sa fondation il fut salué par les hygiénistes comme
le premier exemple d'une institution municipale utile à
la science et à l'humanité.

Commencé avec des proportions modestes le 1er janvier 1856, établi sur des bases scientifiques le 1er mai 1866,
il a pris actuellement un développement considérable,

grâce au zèle de l'administration de cette ville, à l'activité et au dévouement du docteur Pacchiotti.

Il est divisé en quatre sections, ayant chacune des
attributions spéciales.

La première section comprend la statistique et la démographie ;

Le mouvement de la population des villes et des fau-
bourgs, les naissances, mariages et décès, etc. ;

La publication d'un bulletin hebdomadaire de statistique démographique ;

Les échelles de la mortalité, l'étude de la topographie
du sol, de la constitution médicale régnante rentrent
dans le cadre de cette première section.

La seconde se rapporte aux services sanitaires municipaux. On y trouve les services des médecins des pauvres, des médecins de l'état civil, la visite des nouveau-
nés, les vaccinations et revaccinations, le service médical
de nuit, l'inspection des écoles, etc.

La troisième section embrasse dans ses attributions
l'inspection de la santé publique, visites et rapports sur
les conditions des habitations, maisons privées, escaliers, etc., l'inspection des marchés

Enfin, dans la quatrième section, nous trouvons ce
qui a rapport à la médecine vétérinaire: la surveillance
des abattoirs, la direction d'un service sanitaire vétérinaire, l'inspection des boutiques de bouchers, la visite des
chevaux, des écuries ; la surveillance des épizooties et
des maladies contagieuses des animaux.

Un directeur en chef, six médecins, un médecin vétérinaire, un chef et deux employés constituent le personnel du Bureau d'hygiène.

A ce personnel, qui travaille au Bureau et surveille tous les services afférents à la santé publique de la ville, sont adjoints les médecins des pauvres.

Ceux-ci, au nombre de vingt-cinq, doivent apporter des renseignements sur les maladies traitées, sur l'état des maisons, des mansardes, etc.

Ce sont de très utiles et très précieux auxiliaires.

Un laboratoire de chimie est annexé au Bureau.

En jetant les yeux sur les vastes attributions qui se trouvent renfermées dans ces quatre sections, il est facile de se convaincre, que nous avons à Lyon, actuellement, disséminés il est vrai, un bon nombre d'excellents éléments qu'il s'agirait de réunir.

Dans le bureau de statistique municipale, comme je l'ai déjà dit quelque part, on s'occupe de rassembler avec activité les éléments d'un tableau de statistique de démographie et de mortalité.

M. le docteur J. Teissier a déjà brillamment exposé le programme qu'il désire remplir. Avec quelques indications plus précises, *Lyon-Médical* donnera de précieux renseignements sur la mortalité dans les hôpitaux.

Nous possédons à Lyon des médecins du Bureau de bienfaisance, des médecins inspecteurs des écoles. Le service médical de nuit fonctionne également.

Si nous ajoutons à cela les nouvelles réformes apportées dans le service d'inspection des viandes, celles qui ne tarderont pas à être adoptées au sujet de l'inspection des denrées alimentaires, nous constaterons avec plaisir, que nous sommes déjà en possession de bonnes bases, sur lesquelles nous pourrons asseoir notre nouvel édifice.

Que faut-il donc pour permettre à ces différentes institutions de rendre tout le service désirable ? Un centre d'attraction pour tous les médecins chargés de l'hygiène publique, un observatoire d'où l'on puisse constamment surveiller tout ce qui intéresse la santé publique sur les points les plus écartés de la ville.

C'est là précisément le but que se propose et doit remplir un Bureau municipal d'hygiène.

A la dissémination des services, aux renseignements éparpillés, sera substitué un point de ralliement non seulement pour les médecins attachés au service de la municipalité, mais encore pour tous les médecins de la ville, dont il sera l'aide et le protecteur.

CONCLUSIONS

Voici les conclusions que je formulerai, en terminant ces longues considérations préliminaires.

La création d'un Bureau d'hygiène à Lyon serait d'une grande utilité.

Ce Bureau serait divisé, comme à Turin, en quatre sections :

1° Section de statistique et de démographie ;

2° Section des services sanitaires municipaux ;

3° Section de l'inspection de la santé publique ;

4° Section de médecine vétérinaire.

Les médecins seraient au nombre de douze. Il y en aurait deux pour chaque arrondissement.

Ceux-ci seraient attachés à la section des services sanitaires municipaux. Leurs attributions seraient les mêmes que celles des médecins du Havre, savoir : constatation des naissances et des décès, comme officiers de l'état civil, inspection des écoles et salles d'asile communales, vaccinations gratuites, signalement des épidémies, renseignements sur les habitations insalubres.

Ceux-ci auraient également dans leurs attributions les services du Bureau de bienfaisance et le service médical de nuit.

Un médecin vétérinaire, un chimiste placé à la tête du laboratoire municipal compléteraient la liste du personnel.

Ces douze médecins, ainsi que le médecin vétérinaire, devraient être nommés au concours ; leurs fonctions seraient renouvelées au bout d'un certain temps.

A la tête du service se trouverait un directeur du Bureau d'hygiène.

Un médecin plus spécialement versé dans l'étude de la statistique serait chargé de la direction de la statistique municipale.

Tous deux, ainsi que le chimiste, seraient nommés par une Commission consultative.

Cette Commission serait composée de huit membres. Quatre seraient élus par le corps médical ; les autres, par le Conseil municipal et pris, soit dans ce Conseil, soit en dehors de lui.

Le maire, ou l'adjoint désigné par lui, présiderait cette Commission.

Toutes les délibérations seraient soumises au Conseil municipal, qui statuerait en dernier ressort et serait chargé de l'exécution.

Les membres du Bureau d'hygiène veilleraient eux-mêmes à la bonne exécution des mesures adoptées.

Ce Bureau siégerait à l'hôtel de ville, dans un local suffisamment spacieux pour les besoins du service.

Un chef et deux employés y seraient attachés.

Un laboratoire municipal serait annexé à ce Bureau.

Enfin dans le local du Bureau d'hygiène on aménagerait une salle spéciale bien disposée pour la pratique des vaccinations gratuites.

Tel est le plan général que je propose.

Des objections nombreuses peuvent être faites ; des questions de détail ont été inévitablement mises de côté. Il faudra beaucoup ajouter, beaucoup rectifier.

En appelant l'attention des hommes compétents sur cette œuvre que je crois très utile, l'unique mobile qui m'a conduit est celui de voir la ville de Lyon conquérir, au point de vue de l'hygiène, le rang légitime auquel elle doit prétendre.

FIN

BIBLIOGRAPHIE

ARNOULD (JULES). — Législation sanitaire et organisation de l'hygiène publique *(Nouveaux Éléments d'hygiène)*.

ARMAINGAUD. — Sur la nécessité de réformer nos institutions d'hygiène publique (Bordeaux 1873).

BELVAL.— De l'organisation de l'hygiène publique en Belgique(Bruxelles,1874).

BERGÉRON. — Les Conseils d'hygiène des départements. Ce qu'ils sont, ce qu'ils pourraient être *(Revue d'hygiène.* I, p. 26, 1879).

DALLY. — Hygiène pédagogique *(Bull. de la Soc. de méd. publiq.,* I, p. 200, 1878).

— Des déformations du rachis causées par les attitudes scolaires vicieuses, *(Bull. Soc. de méd. publiq.,* II, p. 238, 1879).

GARIN. — Du service sanitaire de Lyon, son organisation et ses résultats pratiques *(Lyon-Médical* du 12 mai 1878).

GIBERT. — Création d'un Bureau municipal d'hygiène au Havre *(Revue d'hygiène,* I, p. 354, 1879).

GUILLAUME. — Hygiène des écoles, conditions architecturales et économiques *(Annales d'hygiène,* 2ᵉ série. XLI, 1874).

HOGG. — De l'organisation de l'inspection des substances alimentaires *(Revue d'hygiène,* III, p. 431, 1881).

HORAND. — Rapport de la Commission instituée le 27 mars 1878 par M. le Préfet du Rhône, pour étudier et préparer un projet de réorganisation du service sanitaire de la ville de Lyon *(Lyon-Médical).*

JANSSENS. — De l'inspection hygiénique et médicale dans les écoles, 1880 *(Congrès international de l'enseignement).*

— De l'organisation du Bureau d'hygiène de Bruxelles.

— De la création d'un obitoire (Extrait du *Bulletin de l'Académie royale de médecine de Bruxelles*).

LACASSAGNE. — De la nécessité de construire, à Lyon, une morgue et de créer
      dans cette ville un établissement public servant d'obitoire ou maison
      mortuaire. Lyon, 1881.

LAFOLLYE ET NAPIAS. — Rapport sur la création de maisons ou dépôts mor-
      tuaires à Paris (*Revue d'hygiène*, p. 38, janvier 1880).

MARTIN (A.-J.). — Essai d'organisation de la médecine publique en France
      (*Revue d'hygiène*, II, p. 569, 1880).

PABST. — Laboratoire municipal de chimie à Paris (*Revue d'hygiène*, II,
      p. 363).

  — Recherches des dérivés azoïques dans les substances alimentaires (*Revue*
      d'hygiène, II, p. 1034).

PACCHIOTTI. — Nouveau Bureau d'hygiène de Turin (*Revue d'hygiène*, II,
      p. 359).

PASSOT. — Aperçu sur les travaux de la Commission des logements insalubres
      de Lyon (*Lyon-Médical*, 1870).

PERRIN. — Rapport des travaux de la Commission des logements insalubres
      de Paris de 1870 à 1876.

PERRONCITO. — Expériences relatives à la cuisson des viandes trichinées
      provenant de Cincinnati (*Annales de l'Académie de médecine de
      Turin*, 1879).

PERROUD. — État de la variole et de la vaccine dans le département du
      Rhône (*Lyon-Médical*, 1876, 1877, etc.).

RIANT. — Hygiène scolaire, 1874.

ROUGIER ET GLÉNARD. — Compte rendu des travaux du Conseil d'hygiène et
      de salubrité du département du Rhône de 1850 à 1860.

TEISSIER (J.), — Rapport sur les maladies régnantes des deux premiers tr-
      mestres de l'année 1881 (*Lyon-Médical* du 27 novembre 1881).

TRÉLAT (ÉMILE). — Distribution de la lumière dans les écoles et aména-
      gement de l'insolation dans les classes (*Bull. Soc. de méd. publiq.*,
      II, p. 185, 1879).

VIDAL. — Des moyens légaux ou d'initiative privée à opposer à la falsification
      des denrées alimentaires (*Revue d'hygiène*, II, p. 894, 1040).

WURTZ. — Rapport sur les lois qui régissent le commerce des denrées alimen-
      taires (*Revue d'hygiène*, II, p. 1105).

  — De la coloration des substances alimentaires (*Revue d'hygiène*, II,
      p. 1108).

TABLE DES MATIÈRES

LYON. — IMP. PITRAT AÎNÉ, 4, RUE GENTIL.

www.ingramcontent.com/pod-product-compliance
Ingram Content Group UK Ltd.
Pitfield, Milton Keynes, MK11 3LW, UK
UKHW022252120726
13694UKWH00003B/1045